ハーバード大学式

免疫力を養う いのちの野菜スープ

実践レシピ

髙橋 弘　ハーバード大学医学部 内科元准教授
麻布医院院長

[調理] 成澤文子　管理栄養士

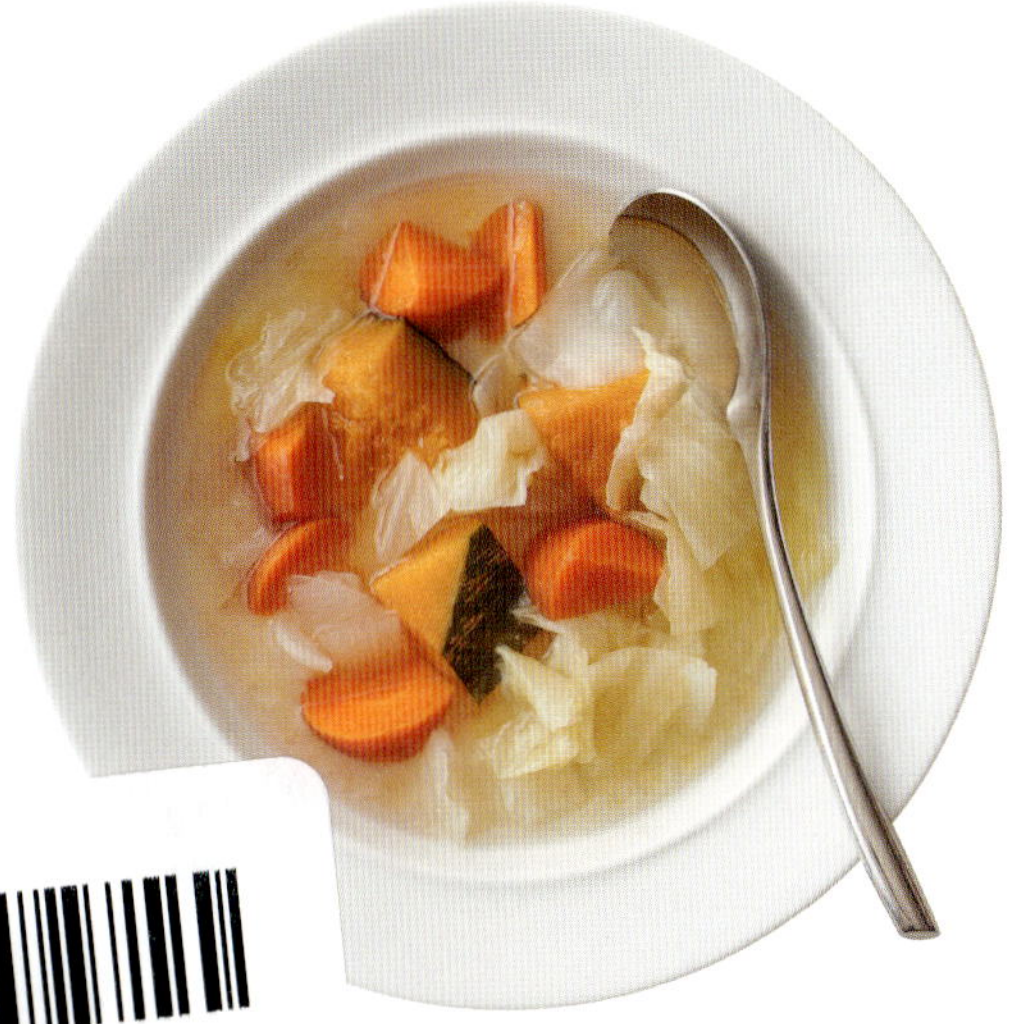

世界文化社

はじめに

免疫栄養学から生まれた「いのちの野菜スープ」

髙橋　弘

私の専門は肝炎の治療とがんの免疫療法です。私が院長を務める麻布医院では、風邪をはじめとするさまざまな患者さんの治療に携わりますが、肝炎やがんで悩むかたの診療とセカンドオピニオン外来も設けています。私が信条とするところは最新の医療情報と最良の医療を提供することですが、「薬だけに頼らない医療」「食による病気の予防と改善」を大切に考えています。それは、自分自身の体験に基づいています。

からだの細胞レベルの仕組みを学ぶ

私は日本の大学院を出て、肝炎ウイルスや肝臓がんを専門とした専門医として研究も行い、専門分野以外でも、型通りの診断と治療は一定のレベル以上でできるようになりました。しかしながら個々の患者さんの病気の本質をもう少し深く掘り下げて理解し、個々の患者さんに適した最善・最良の診断と治療を行うためにはこのままでよいのかという思いが日々強くなってきました。この目標を達成するためには、病気の本質に迫るようなエッセンシャルな学問が必要だと考え、私は1985年、ハーバード大学に留学しました。そこで免疫学、遺伝子工学、分子生物学を研究し、専門的な分野を深く網羅的に学んで到達した真理は「どんな臓器でも細胞のレベルでは同じ仕組みが働いている」ということでした。

留学後帰国し、再びハーバード大学に戻り、その後ハーバード大学附属マサチューセッツ総合病院の消化器内科に研究室を持ち、准教授として研究・臨床経験を積みながら大学院生（日本の医学部とは違って、ハーバード大学医学部は大学院大学なので医学部の学生は全員が大学院生となっています）に教鞭をとり、世界各国からの留学生の指導を行いました。

アメリカ滞在中に触れた食生活の革命

私が滞在した80年代のアメリカでは自然食品の店ができ、ナチュラルフードやマクロビオティックなど食事療法に人々の関心が向かっていた時代でした。

その背景には、アメリカの国家を挙げての生活習慣病の撲滅活動があったからです。70年代のアメリカは国民一人当たりの医療費が世界一、平均寿命は26位という最悪の状況でした。危機感を抱いたアメリカは国策としてそれを挽回するためのプロジェクトを敷いたのです。そして糖尿病、高脂血症、高血圧、がんなどは食事と生活習慣がその原因であることを明らかにして、食生活の指導を徹底しました。塩分、糖分、飽和脂肪酸の摂取量を減らして、野菜の摂取量を増やすことが急務かつ必要だとしたのです。その結果、アメリカ人の野菜の摂取量が増加するにつれ、発がん率、がんの死亡者数が減少していきました。がんがようやく減り出すのは90年代に入ってからです。がんに効果のある食材としてデザイナーフーズ・リストが発表され、ファイトケミカルを多く含む野菜が明らかにされました（P100参照）。そして、これが現在当院における食事療法の土台となっているのです。

このように私はアメリカにおける食の大きな転換期にアメリカに住み、食と健康の劇的な関係性を目の当たりにしました。そして私も妻もナチュラルフードに惹かれて、野菜中心の食事がライフスタイルのひとつになりました。

ハーバード大学でのがんと免疫の研究も、やがて栄養学へと発展し、野菜に含まれるファイトケミカルに関する研究から「免疫栄養学」という新しいジャンルを打ち立てることになったのです。

がん患者のかたのためのスープ

私が推奨しているのが、野菜のスープです。基本のスープは4種の野菜、キャベツ、にんじん、玉ねぎ、かぼちゃ。この4つの野菜をただ水で煮るだけでできあがります。

このスープの誕生は、がんの患者さんのご家族から「何を食べさせたらいいのでしょうか」とご相談を受けたことがきっかけでした。試行錯誤があり、現在の形となりました。

そして私も家族も、このスープを20年以上、毎日飲み続けて、その効果を実感しています。野菜の持つ力、ファイトケミカルがたっぷり抽出されたこのスープを、ファイトケミカルスープと私は呼んでいますが、私たちが日々生きていく上でエッセンシャル（必要不可欠）なスープ。すなわち「いのちの野菜スープ」なのです。

本書では基本のスープも、ファイトケミカルの知識をおさえれば、応用も自由にできることを知っていただきたいと思い、わが家の実例を管理栄養士の成澤文子さんに再現してもらい、また新たな野菜料理メニューの提案もいただきました。

猛威をふるった新型コロナウイルス感染症も5類感染症に認定されましたが、まだその影響は収まっていません。むしろ自主的な感染予防が必要になったということなのです。インフルエンザの感染拡大も憂慮すべき昨今です。免疫力を養うことはますます大切になってきています。どうぞ「いのちの野菜スープ」で病気をよせつけないからだをつくり、健やかにお過ごしください。

目次

免疫力を高める機能性成分と栄養素

4章

ファイトケミカルをもっと楽しむ食卓レシピ——101

1章

「いのちの野菜スープ」とファイトケミカル

本書のルール

大さじ１は15㎖、小さじ１は５㎖。調味料は特に指定がない場合、しょうゆは濃口しょうゆ。味噌やこしょうは好みのものを用いてください。レシピのカロリー数値は「日本食品標準成分表2020年版（八訂）データ更新正誤表」に準拠しています。基本の野菜スープの具が100gの場合は、４種の野菜を各25ｇで計算しています。つくりやすい分量で紹介したスープの１人分カロリー表記は、全量の1/4量で計算しています。

ファイトケミカルとは植物だけがつくれる天然の機能性成分

ファイトケミカルのファイトは闘う（Fight）という意味ではありません。**ファイト（Phyto）は「植物」という意味。**ファイトケミカル（Phytochemical）は、紫外線により発生する活性酸素や害虫などによる危害から自らの身を守るために植物がつくり出した**天然の機能性成分（植物由来の化合物）**なのです。

野菜や果物の色はビタミンカラーといわれていますが、実は野菜と果物の色はビタミンではなくファイトケミカルの色なのです。

赤、黄、緑、紫、白、黒。それぞれの色にはからだに優しい天然の力が秘められています。

毎日、私たちが食べる野菜や果物には、このようにさまざまな役割を持ったファイトケミカルが豊富に含まれ、私たちのからだに生来備わっている**免疫力＝「病に打ち**

克つ仕組み」を応援し、効果を高めてくれるのです。

ファイトケミカルは植物性食品の色素や香りの成分、アクなどから発見された天然の物質です。がんを抑えたり、生活習慣病を改善したりと、マルチな機能を発揮することがだんだんわかってきました。

具体的には**①抗酸化作用、②デトックス作用、③免疫力を強くする作用、④アレルギー症状や炎症を抑える作用、⑤発がんを抑える作用、⑥血液をサラサラにする作用、⑦動脈硬化を予防する作用、⑧ダイエット効果、⑨アンチエイジング作用、⑩ストレス緩和作用**など。

ファイトケミカルの持つ多種多様な機能は、現代人の健康願望を全部叶《かな》えてくれるものともいえます。

そして、これほど重要な成分でありながら、一切、人間のからだの中ではつくり出すことができないという点が、ファイトケミカルを一層貴重なものにしています。

今日、ファイトケミカルは**五大栄養素（糖質・たんぱく質・脂質・ビタミン・ミネラル）に匹敵するほどの機能を持つ成分**として知られています。そして、推定一万種類以上といわれるファイトケミカルの新しい成分の発見に向けて研究が進められているのです。

生活習慣病も改善する、食べる健康法。まずファイトケミカルたっぷりのスープから始めましょう

ファイトケミカルがたっぷり入った「いのちの野菜スープ」の効能は多岐にわたり、そのエビデンスも明らかになっています。すでに多くのかたがたが実践し、成果を上げている食べる健康法です。

「いのちの野菜スープ」は生活習慣病のように、長年かけて壊してしまった健康を、最もからだに負担をかけない**食生活の改善**という方法によって、徐々に、しかも確実に治していくための効果的なツールです。幸いにもまだそうした疾患にかかっていないかたにとっては、**食事で予防できる具体策**なのです。

ファイトケミカルのさまざまな恩恵に浴するためにも、「いのちの野菜スープ」のある生活に親しみ、日々の習慣にすることが大切です。

厳しい食事制限を必要とするような食生活改善はなかなか長続きしないものですが、

いつもの食事に野菜を使ったファイトケミカルたっぷりのメニューが加わるだけなら、少しも苦労なく続けられます。

また、ファイトケミカルは、その成分によって水に溶けやすいものもあれば、油に溶けやすいものもあります。ファイトケミカルの多くは加熱に強いのですが、加熱に弱いファイトケミカルもあります。そのため調理するときには、**スープだけでなく、サラダや蒸し野菜、焼き野菜、野菜ジュースなど、いろいろな食べ方に挑戦**してみるのもよいでしょう。そうすれば有効成分を飽きずにおいしくとることができ、食事を心から楽しむことができます。

よく「□□を食べるとがんが治る」などとマスメディアでいわれると、次の日にスーパーの食品売り場などから特定の食材が売り切れてなくなる、ということがあります。しかし、人間のからだの生理から考えれば、ある特定の食材や栄養素だけが特別に人のからだに有効に働くということはあり得ません。

いろいろな食材や栄養素を適切に調理し、バランスよくとり続けてこそ食材の持つ〝自然の力〟が生かされるのです。ファイトケミカルの摂取を意識した食生活をしていれば、徐々に免疫力がととのえられ、気になるからだの症状の多くが改善します。

生活習慣病を気にされるかたも健康なかたも、**ファイトケミカルのある食生活を習慣化**していただければと思います。

身近な野菜でつくれる「いのちの野菜スープ」で免疫力が高まり、五感が研ぎ澄まされる

本書で紹介する**「いのちの野菜スープ」は、キャベツ、にんじん、玉ねぎ、かぼちゃがその材料のすべて**で、ほぼ一年中購入できる、ごく身近な野菜でつくります。しかも、野菜の皮や種子、ゆで汁といった私たちがこれまで捨ててしまっていたような部分にあるファイトケミカルも、すべて取り込もうというスープです。

にんじんや大根のような根菜は、皮や葉の部分にもたくさんのファイトケミカルが含まれています。スープにするのならぜひ捨てることなく煮込んでください。キャベツの芯も捨てずに煮込みます。**「いのちの野菜スープ」では野菜は丸ごと利用する、捨てる部分はない**と考えてください。丸ごと食べればファイトケミカルもよりたくさんとれて、ゴミも少なくなるので地球にも優しいのです。

最近は温室やビニールハウスなどで栽培された野菜や、人工の灯りを使って栽培されている野菜もあります。もちろんそうした野菜でも「いのちの野菜スープ」をつくることはできます。しかし、ファイトケミカルは、なぜ植物だけが持つことができたのかを考えてみてください。

紫外線がたっぷり降り注ぎ、害虫もたくさんいる厳しい自然環境にさらされたからこそ、植物は自らを守るためにファイトケミカルを備えるようになったのです。ですから、野菜を青果店やスーパーで求める場合でも、**旬のもの、露地もの、見栄えはよくなくても、しっかりと太陽を浴びた野菜を選ぶ**のがおすすめです。実や葉っぱが虫食いだったりするのは、むしろ、おいしい証《あかし》だと思ってもいいでしょう。無農薬や低農薬で育てたもの、有機栽培のものなどはやはり味も濃く、ファイトケミカルがたっぷり含まれています。

「いのちの野菜スープ」が食習慣になると薄味にも慣れ、味覚も変わり、気持ちが穏やかになり安定します。免疫力の向上ばかりか五感が冴えてくるように私は思います。もしかしたら、世界の見方さえ変わるかもしれません。

大げさなようですが、「いのちの野菜スープ」は、それほどの潜在力を持った〝奇跡のスープ〟なのです。

お鍋でコトコト
「いのちの野菜スープ」を
つくりましょう。

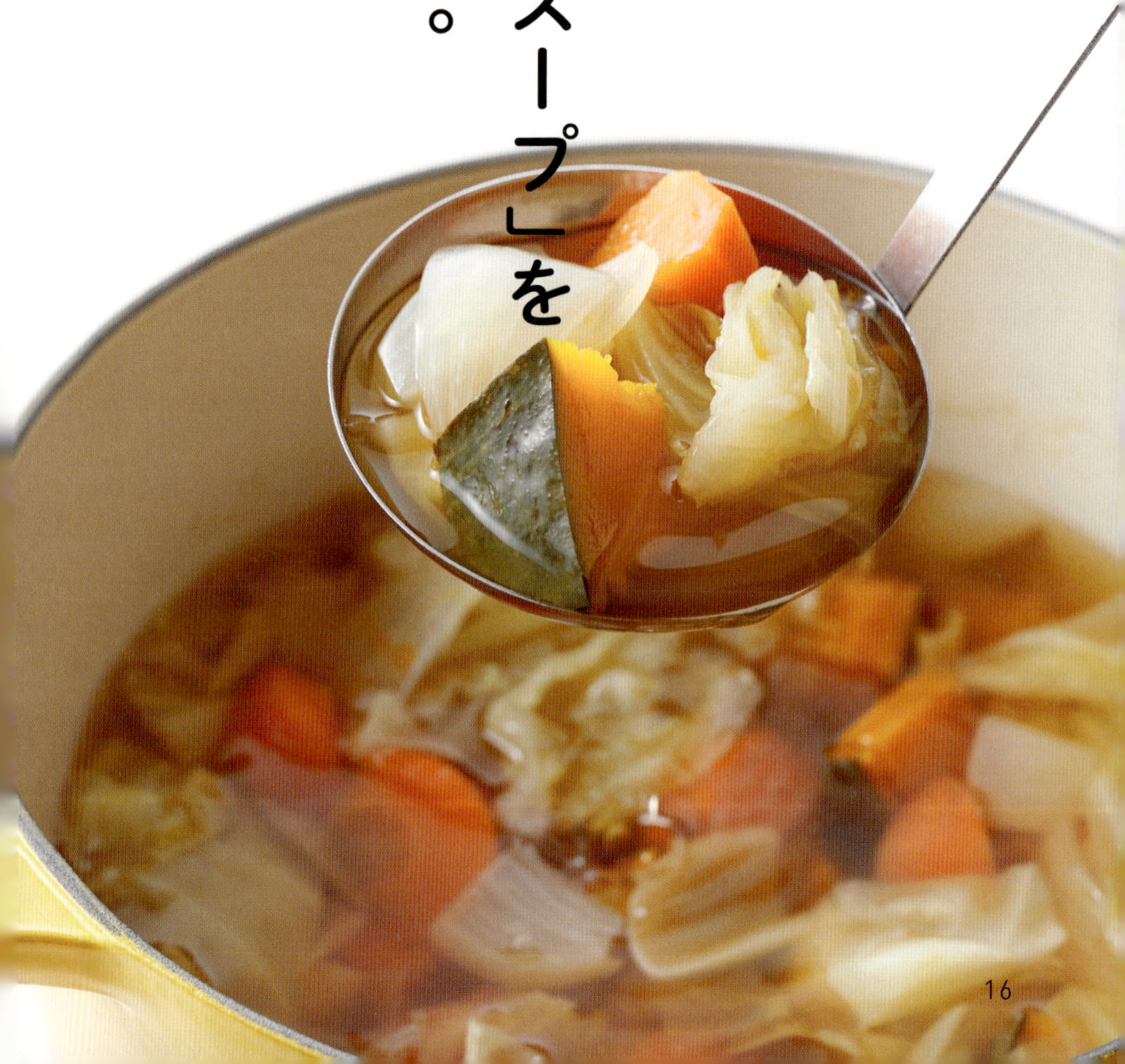

「いのちの野菜スープ」には植物が身を守るためにつくり出した天然の機能性成分である、ファイトケミカルが数多く含まれています。機能性成分とは、三大栄養素、五大栄養素といわれる従来の栄養素が持っていない働きを補う成分で、その種類ごとに大切な役割をいくつも担っているのです。

ファイトケミカルは人間のからだの中ではつくることができない成分で、植物のみがつくることができる天然の機能性成分です。私たちが毎日口にする野菜や果物にたっぷり含まれています。

「いのちの野菜スープ」は「キャベツ」「にんじん」「玉ねぎ」「かぼちゃ」の4つの野菜でつくるのが基本です。

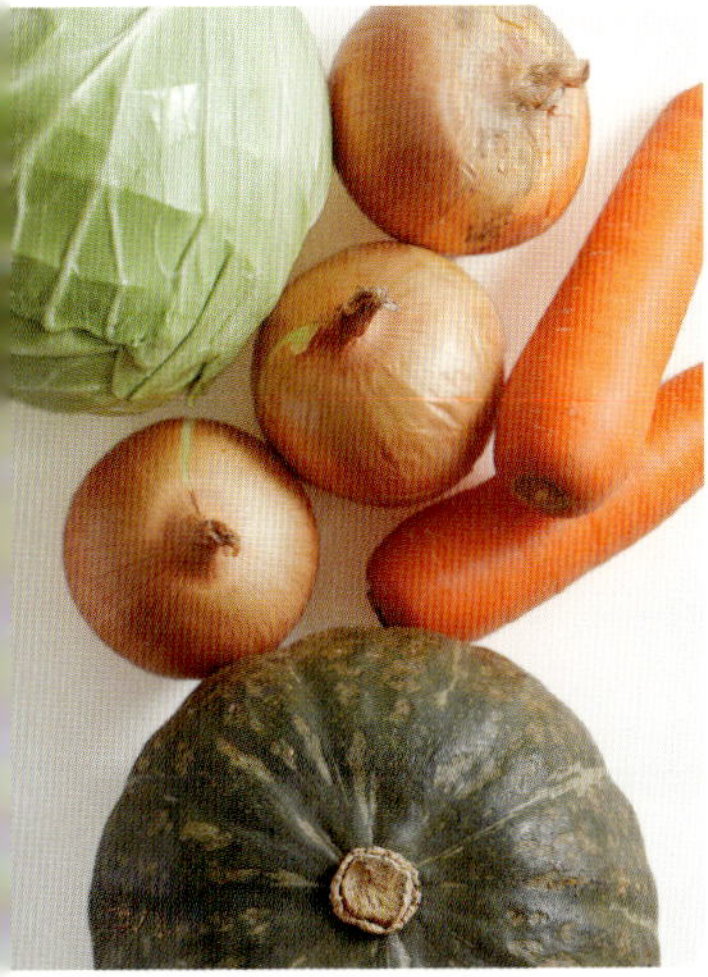

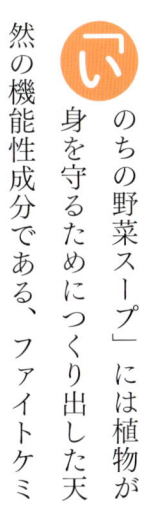

基本はこの4つの野菜

キャベツ、にんじん、玉ねぎ、かぼちゃ。

この4つの野菜には粘膜の免疫バリアを強化して、風邪やインフルエンザ、新型コロナなどウイルスの感染症を防ぐ力、がん細胞を攻撃するNK細胞・T細胞・マクロファージを活性化する力、炎症やアレルギー症状を抑える力など、多様な働きで私たちのからだの免疫力をアップするファイトケミカルが含まれています。そして一年中、安定して入手できる野菜ですから、だれもがその恩恵に浴することができます。

この本を手にしたその日から、ご自宅でつくって、免疫力を養う食習慣を実践していただきたいと思います。

キャベツ

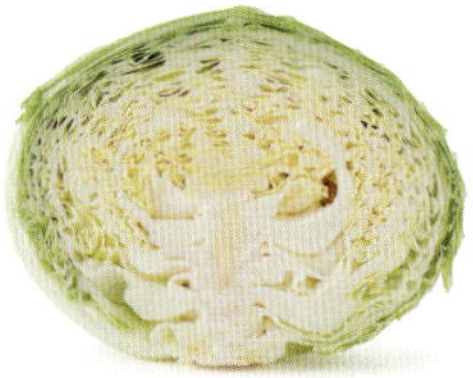

キャベツに含まれるファイトケミカル	
ベンジルイソチオシアネート	[イオウ化合物]
フェネチルイソチオシアネート	[イオウ化合物]

- キャベツを生で食べたときに感じる辛み成分のイソチオシアネート（ベンジルイソチオシアネート、フェネチルイソチオシアネート）は、肝臓の解《げ》毒《どく》酵素を活性化させ発がん物質を無毒化する成分です。また、大腸がんや前立腺がんの細胞を自然死（アポトーシス）に誘導する作用もあり、がんの発生や増殖を抑えます。
- さらに、これらのイソチオシアネートには、血小板の働きを抑えて血栓を防ぐ血液サラサラ作用で、心筋梗塞や脳梗塞を予防する働きもあります。
- キャベツに多く含まれる食物繊維は腸内細菌をととのえ免疫力アップを助け、ビタミンCはインターフェロンの産生を助け免疫力をアップします。

にんじん

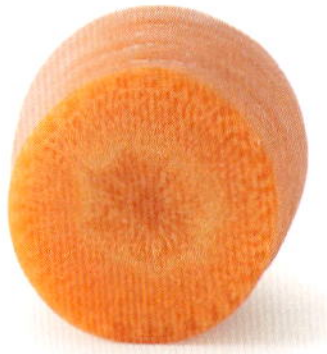

にんじんに含まれるファイトケミカル	
α-カロテン	[カロテノイド]
β-カロテン	[カロテノイド]

- にんじんのオレンジ色はβ《ベータ》-カロテンの色。カロテンの語源はにんじんの英名のキャロットにあります。
- にんじんに多く含まれるα《アルファ》-カロテンとβ-カロテンはともに強い抗酸化作用があるファイトケミカル。相乗効果で猛毒の活性酸素ヒドロキシルラジカルを除去し、がんを防ぐ効果があります。また、α-カロテンとβ-カロテンは体内で必要に応じてビタミンAとなり、皮膚や粘膜の免疫バリアを強化する効果があります。
- さらに、β-カロテンはNK細胞、T細胞、マクロファージを活性化して免疫力をアップします。
- スープにするときは皮ごと煮て栄養分を逃がさないようにします。

玉ねぎ

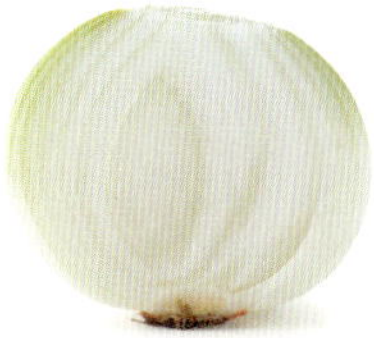

玉ねぎに含まれるファイトケミカル	
ケルセチン	［フラボノイド］
イソアリシン	［イオウ化合物］

- 玉ねぎには、イオウ化合物のイソアリシンとポリフェノールの一種であるケルセチンの２つのファイトケミカルが含まれています。
- 玉ねぎを炒めると甘くなりますが、これは加熱によりイソアリシンの辛みが消え、玉ねぎの甘さが前に出るからです。イソアリシンには、活性酸素を消去する高い抗酸化作用があります。
- また、ケルセチンは玉ねぎの実や茶色の皮部分に含まれる色素成分で、強力な抗酸化作用があるほか、血液をサラサラにする効果やがん細胞の増殖を抑える働き、がん細胞の自然死（アポトーシス）を誘導する作用、そしてアレルギー反応や炎症を抑える作用などがあります。

かぼちゃ

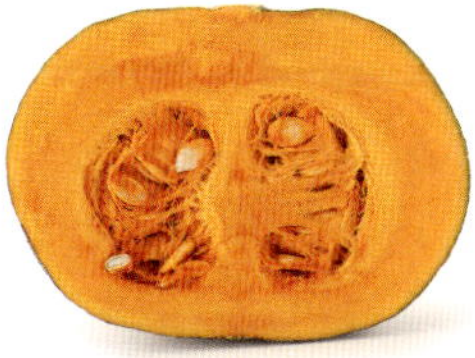

かぼちゃに含まれるファイトケミカル	
β-カロテン	［カロテノイド］

- 日本では日本かぼちゃと西洋かぼちゃが出回っていますが、ファイトケミカルを多く含むのはβ-カロテンが豊富な西洋かぼちゃです。
- β-カロテンは強い抗酸化作用のあるファイトケミカルで猛毒の活性酸素ヒドロキシルラジカルを除去し、発がんを抑制し、悪玉コレステロールの酸化を抑えて動脈硬化を防ぎます。また、NK細胞、T細胞、マクロファージを活性化して免疫力をアップします。
- かぼちゃにはビタミンA・C・Eがすべて揃っており、抗酸化物質の宝庫です。果肉部分ばかりではなく、種子やワタの部分にも有効成分があり、皮には食物繊維も多く含まれているので余すところなく煮るようにします。

発がん物質を無毒化し
血液サラサラ作用で
心筋梗塞や脳梗塞も予防する

キャベツ

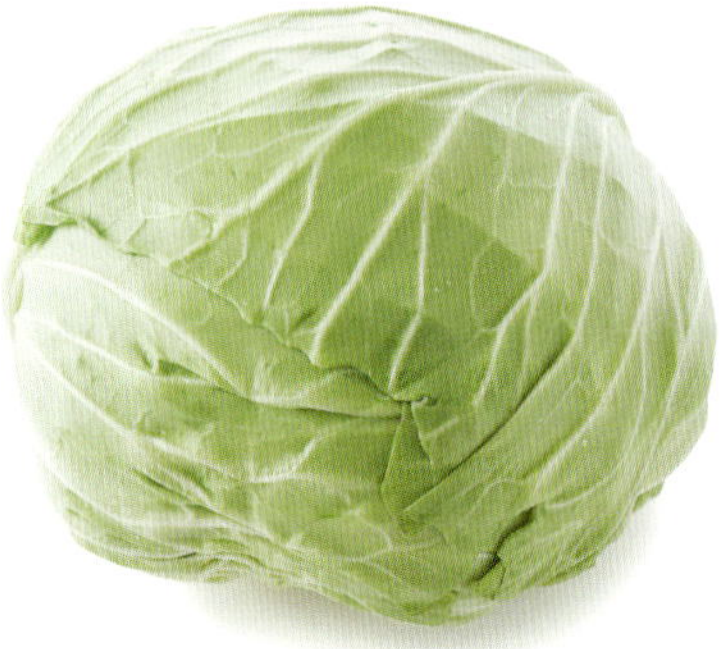

キャベツの切り方

1

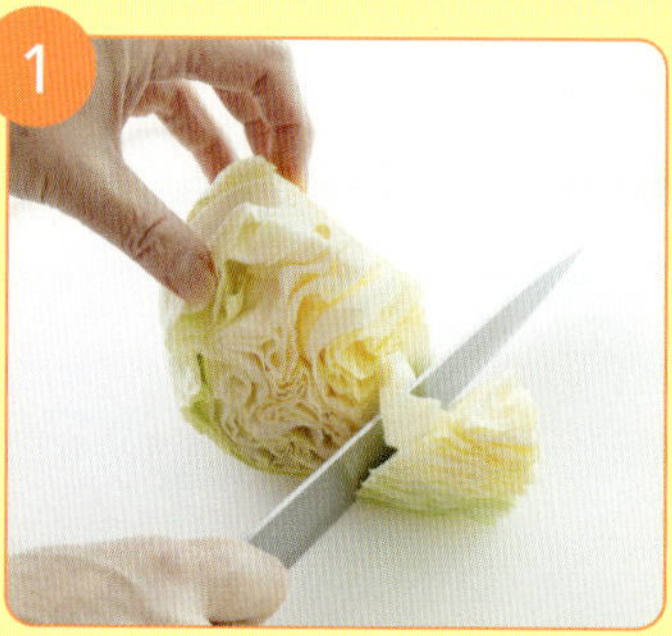

外葉をはがしてから包丁を入れて、かたい芯の部分は切り落とします。
※芯の部分は捨てずにスープに加えます。

2

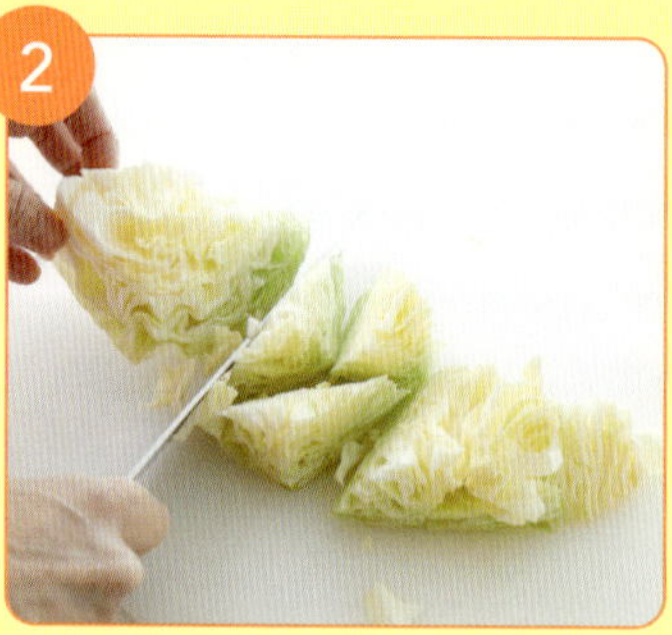

100gに切り分けたものを、一口大にざく切りにします。

キャベツ100gの大きさ

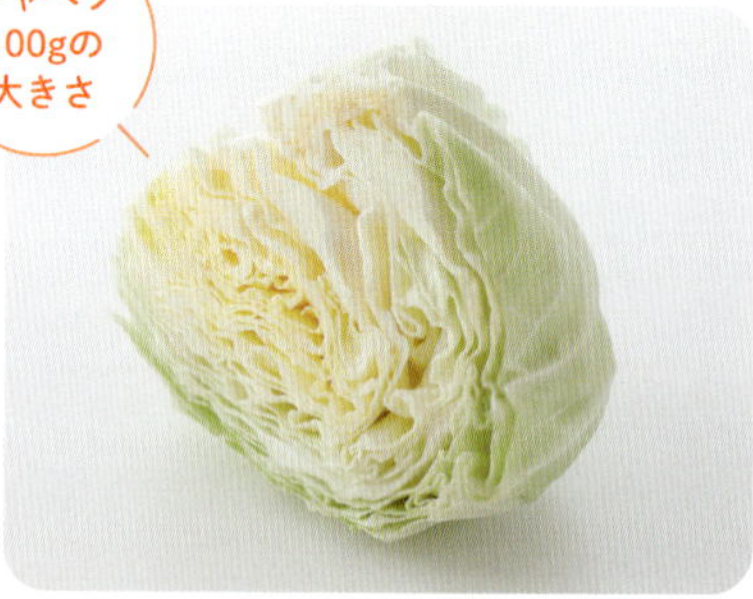

キャベツ100gのカット

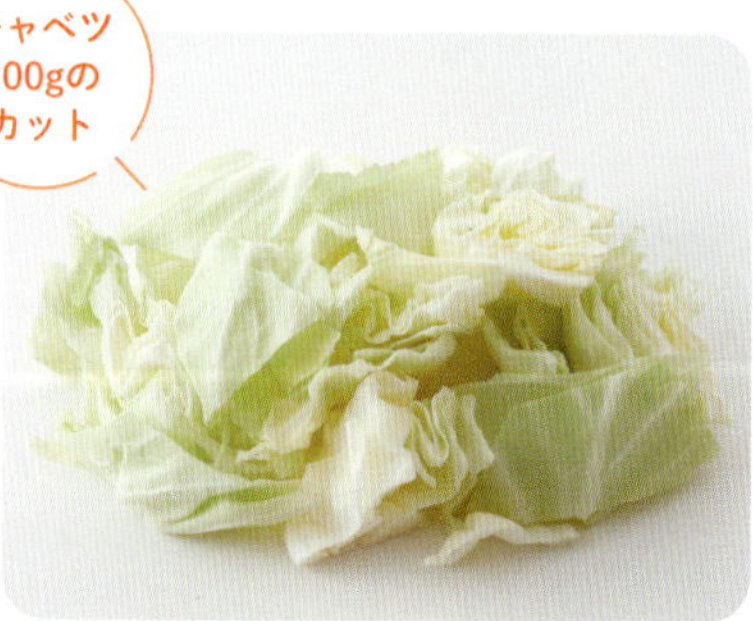

にんじん

α-カロテン、β-カロテンは
強い抗酸化作用で発がんを予防し
免疫細胞を活性化させる

にんじんの切り方

1

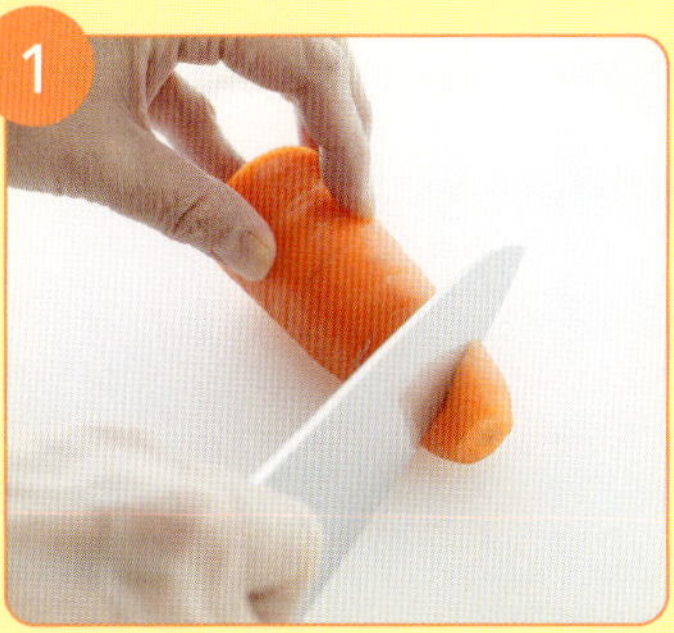

皮はむかずにヘタを切り落とします。

2

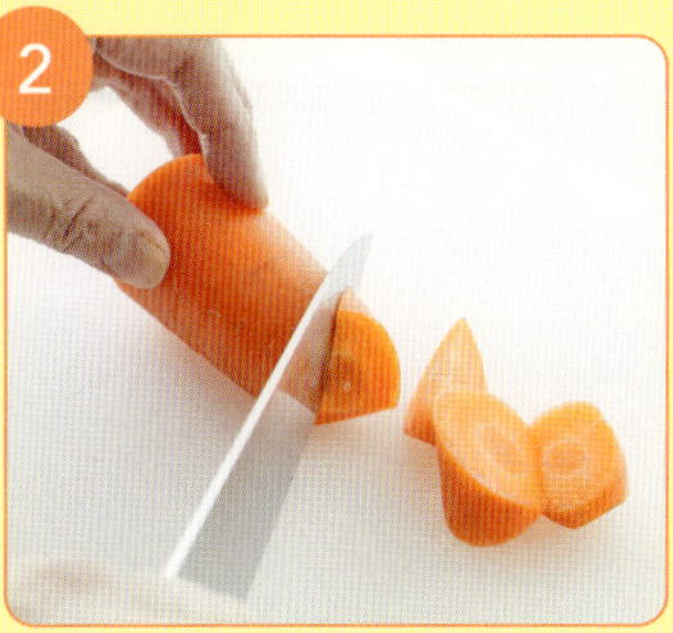

100gに切り分けたものを、一口大に乱切りにします。

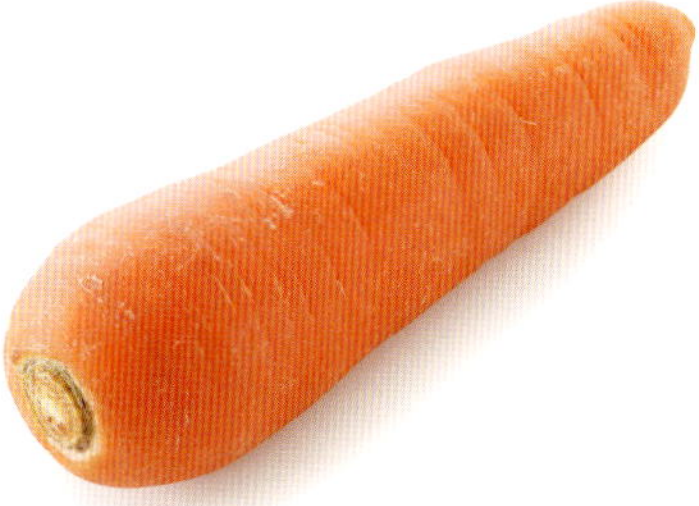

にんじん
100gの
大きさ

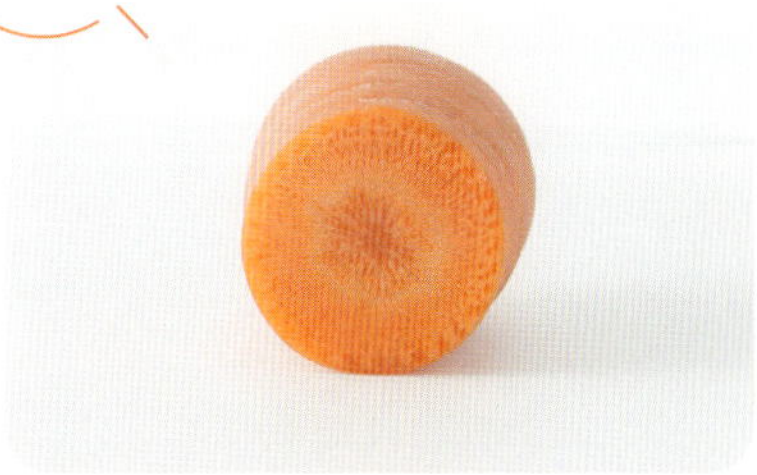

にんじん
100gの
カット

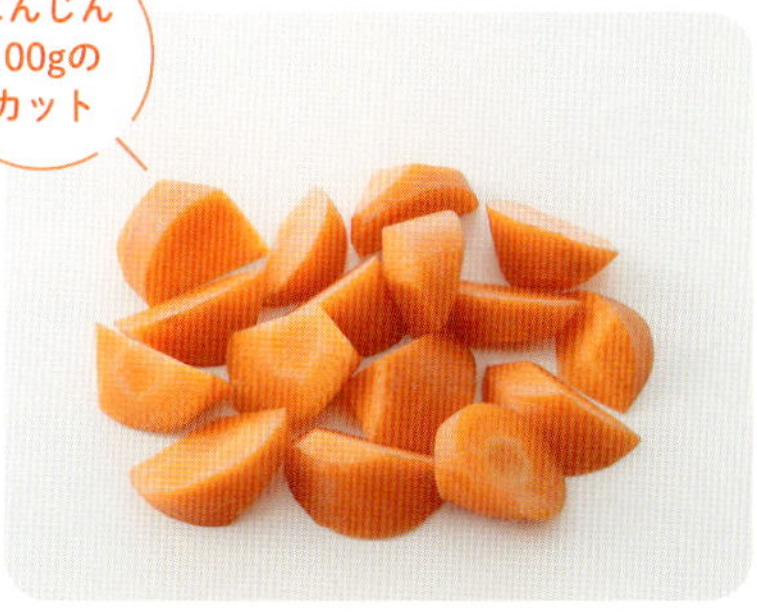

抗酸化作用で遺伝子を守り
血液サラサラ効果で
動脈硬化も予防する

玉ねぎ

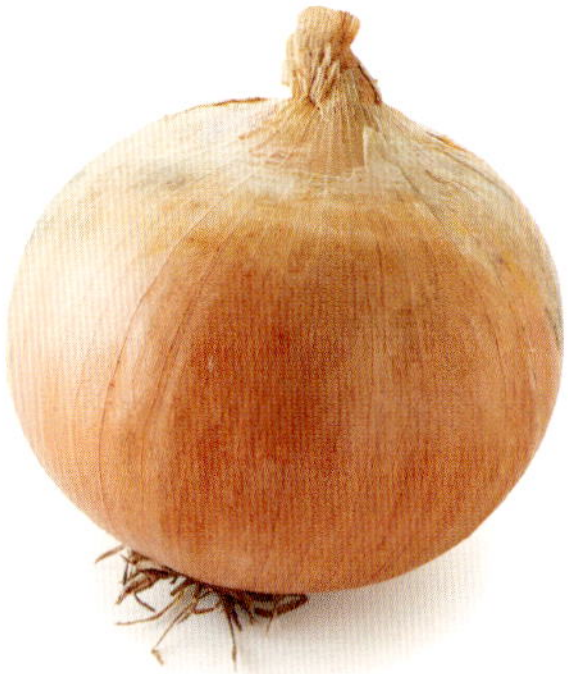

玉ねぎの切り方

1

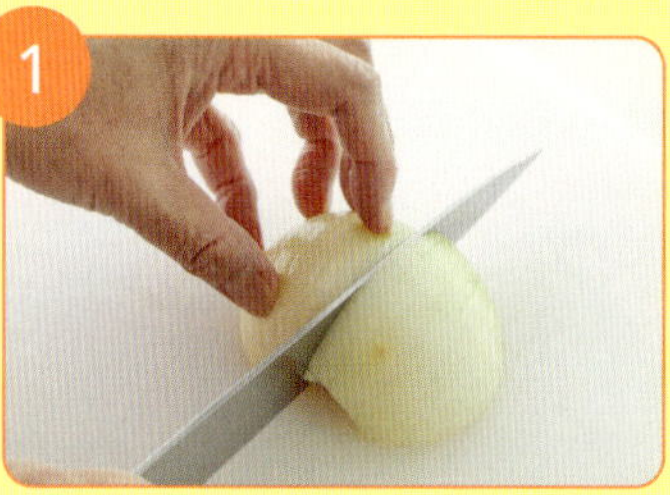

皮をむいて穂先と根元を切り落とし、半分に切ります。

2

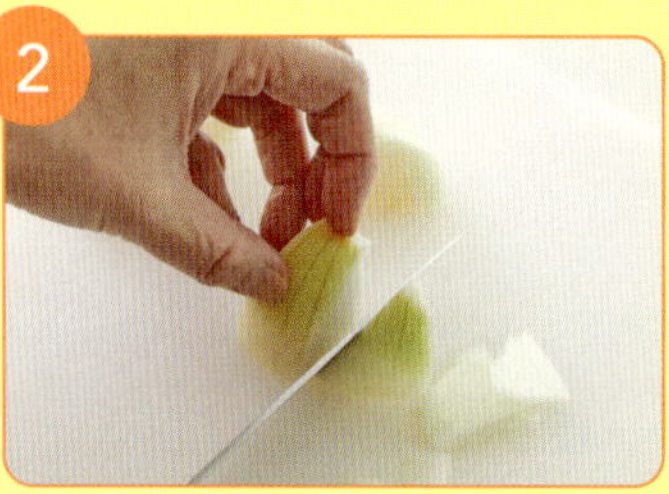

100gに切り分けたものを、くし形切りにします。

3

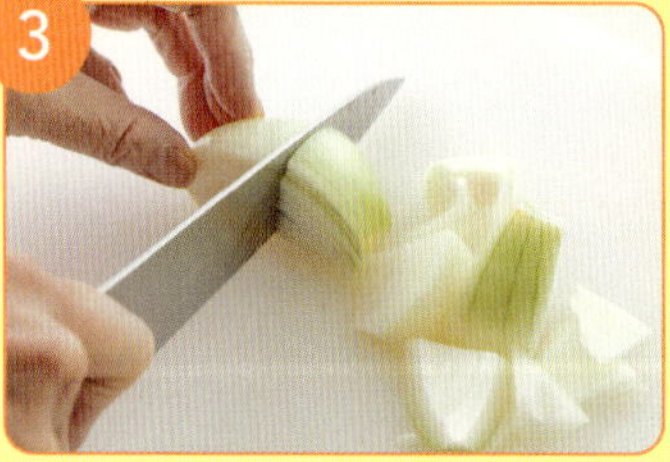

さらに、一口大に切ります。

玉ねぎ
100gの
大きさ

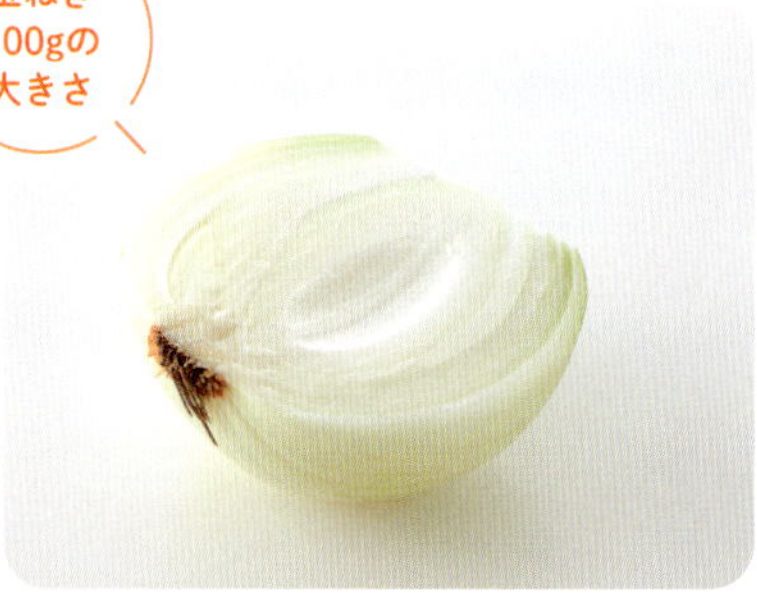

玉ねぎ
100gの
カット

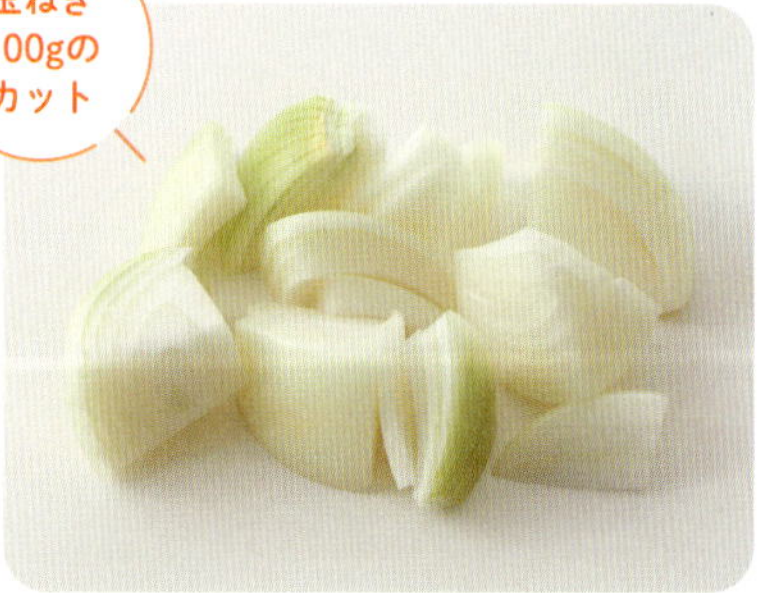

かぼちゃ

抗酸化作用が強く
発がんを抑制し
免疫力を高める

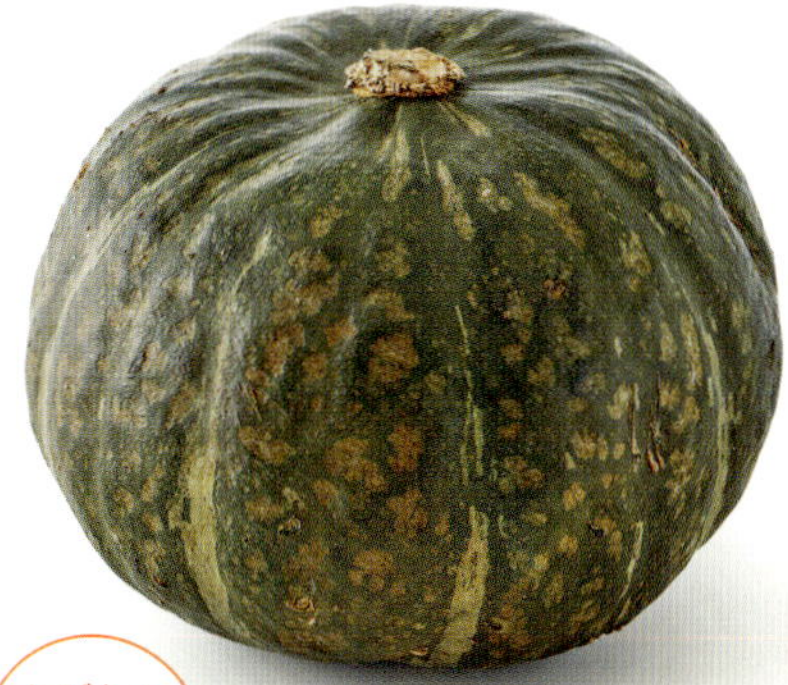

かぼちゃの切り方

1

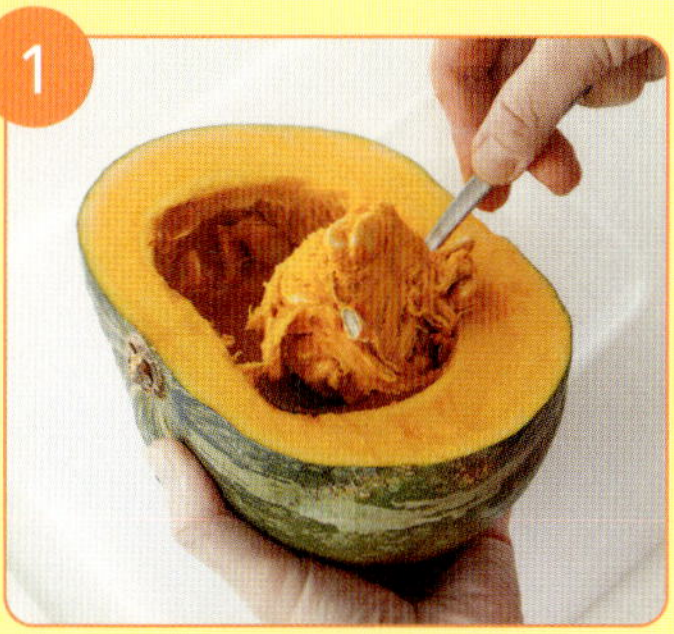

皮はむかずに中の種子とワタをスプーンで取ります。

2

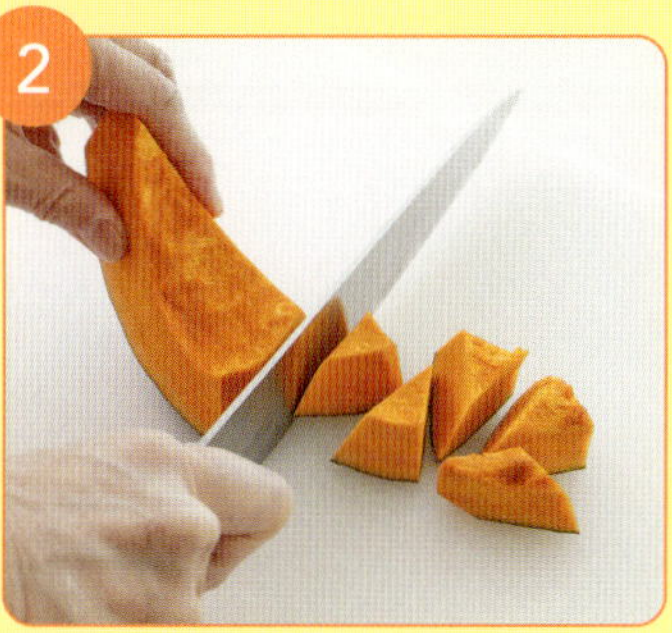

100gに切り分け、さらに一口大にします。

かぼちゃ
100gの
大きさ

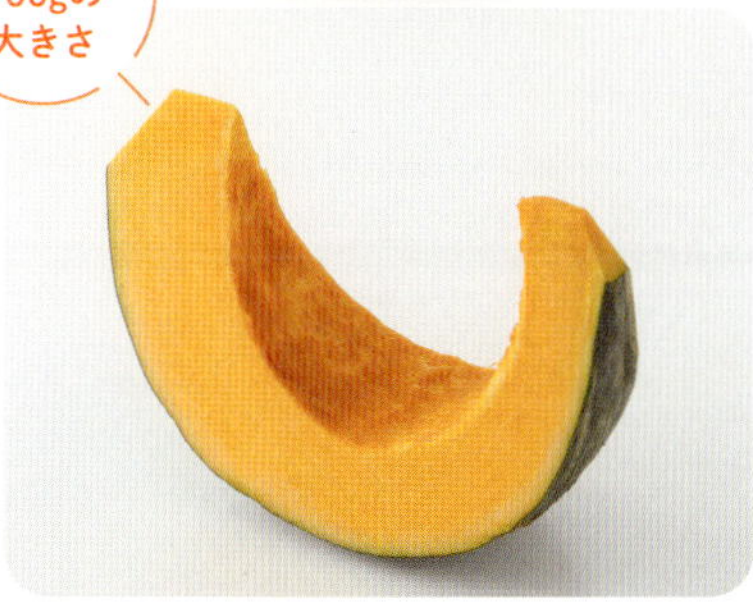

かぼちゃ
100gの
カット

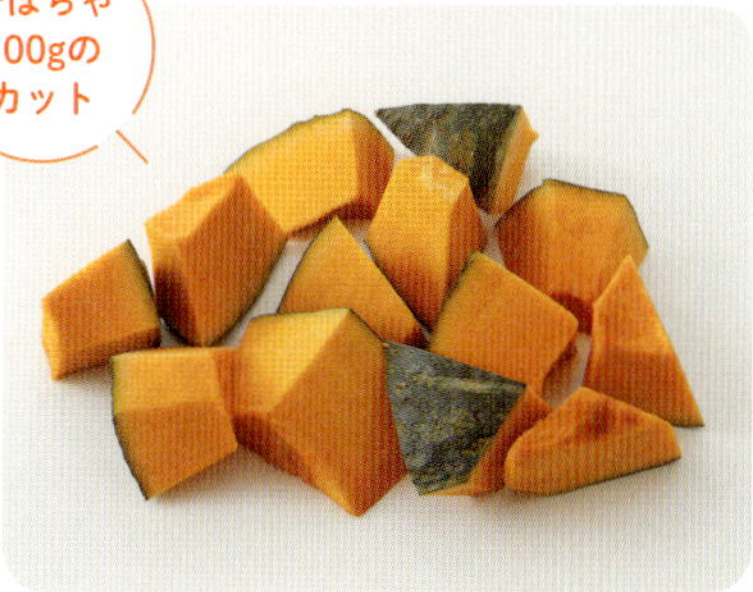

「いのちの野菜スープ」のつくり方

ざくざくと切った4つの野菜各100gに対して水1ℓを加えて、ふたをして煮込むだけです。

玉ねぎの皮やかぼちゃの種子やワタ、にんじんのヘタもだしこし袋に入れて煮込めばファイトケミカルがよりよく抽出されます。

鍋に野菜とひたひたの水を加えたら強火で沸騰させ、煮立ったらふたをして弱火で20分煮込みます。水溶性のファイトケミカルは揮発しやすいので、煮込むときはふたをしてください。

保存するときはだしこし袋を取り出します。野菜本来の甘みや旨みでおいしく味わえます。

1

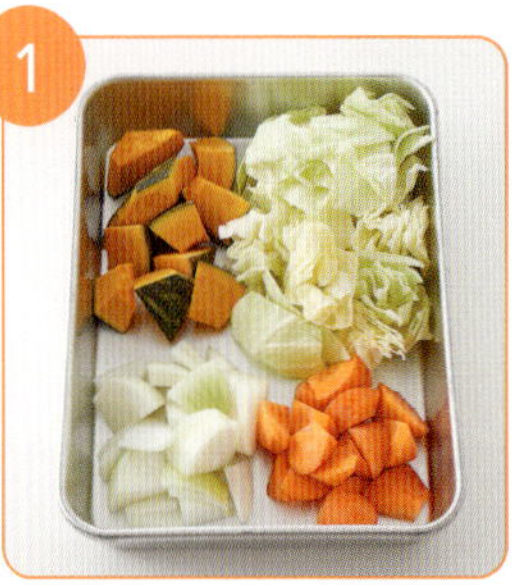

4つの野菜
各100g。

2

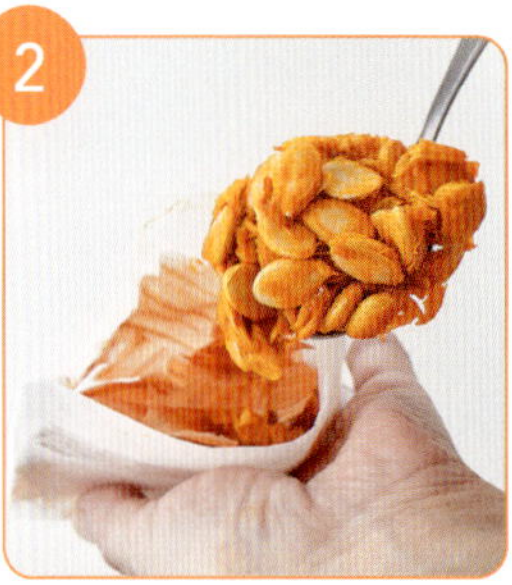

玉ねぎの皮やかぼちゃの種子、ワタ、にんじんのヘタはだしこし袋に一緒に入れます。

3

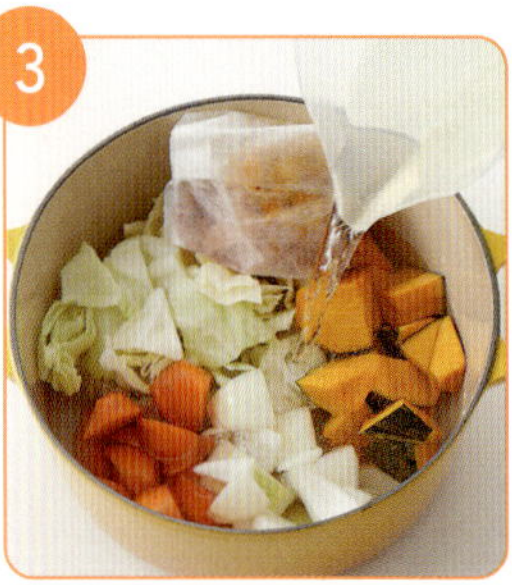

鍋に1の野菜と2の袋を入れて野菜がちょうど浸るくらいの水（1ℓ）を入れます。

4

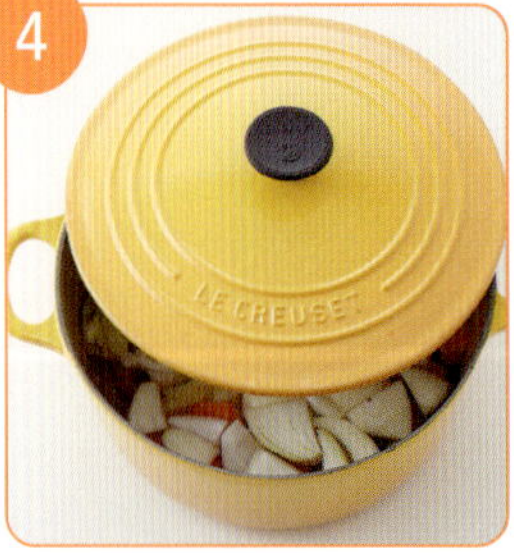

強火で沸騰させたら、ふたをして弱火で20分煮込みます。鍋は重いふたのあるものを使いましょう。

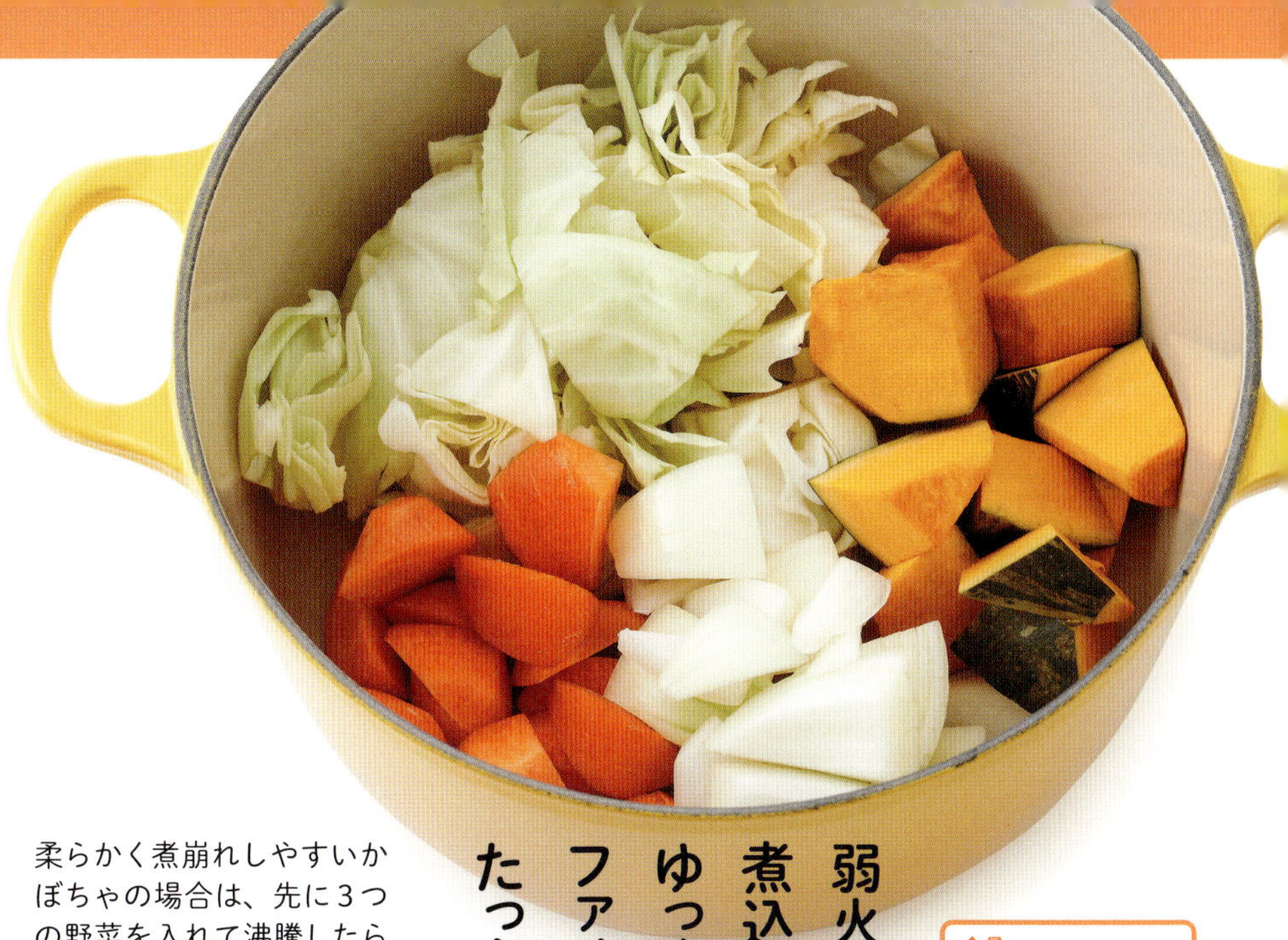

弱火でコトコト20分。
煮込んでから冷まして
ゆっくり浸せば
ファイトケミカルも
たっぷり抽出。

全量で 168 kcal

柔らかく煮崩れしやすいかぼちゃの場合は、先に3つの野菜を入れて沸騰したらふたをして弱火で10分煮込みます。その後にかぼちゃを入れてふたをしてさらに10分煮込んでください。

5

「いのちの野菜スープ」の完成。

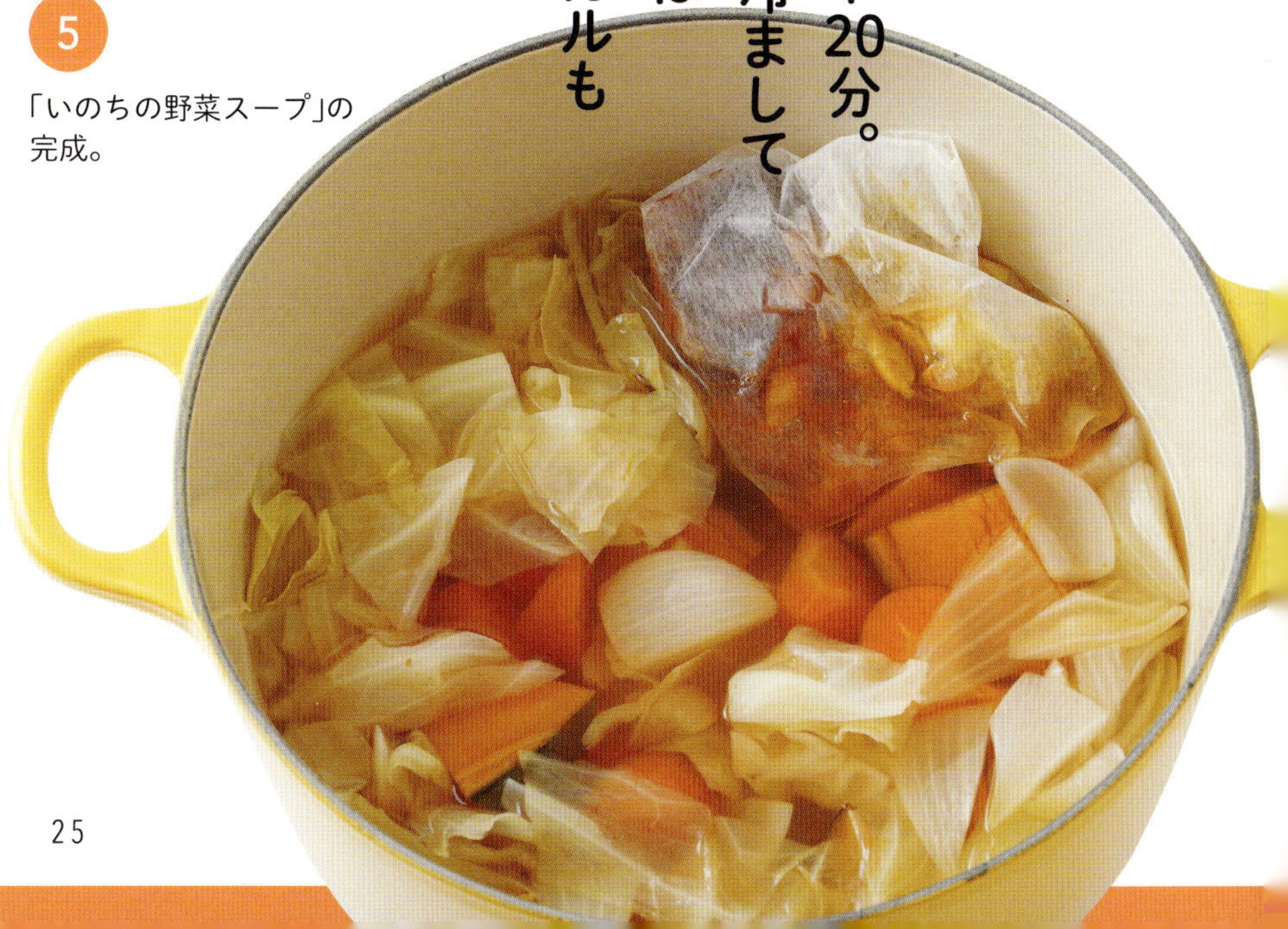

毎日の「いのちの野菜スープ」習慣

朝食前の空腹時に飲むとファイトケミカルが体内に吸収されやすくなります

　野菜に含まれるファイトケミカルがスープの中にたっぷりと溶け出しています。このスープこそがファイトケミカルのエッセンスで、中にはビタミン類や水溶性の食物繊維も多く含まれています。

　まず、食事の前にカップ1杯のスープを飲んでみてください。スープの具も食べてください。特に朝の空腹時に飲むと、よりスムーズにファイトケミカルが体内に吸収されやすくなるのです。食事前に飲むことにより、糖質の消化吸収がゆっくり進み、血糖値の上昇が抑えられる効果もあります。具だくさんの野菜スープとしていただけば、多くの食物繊維が取り込め、生活習慣病予防にも役立ちます。

食前に温めて

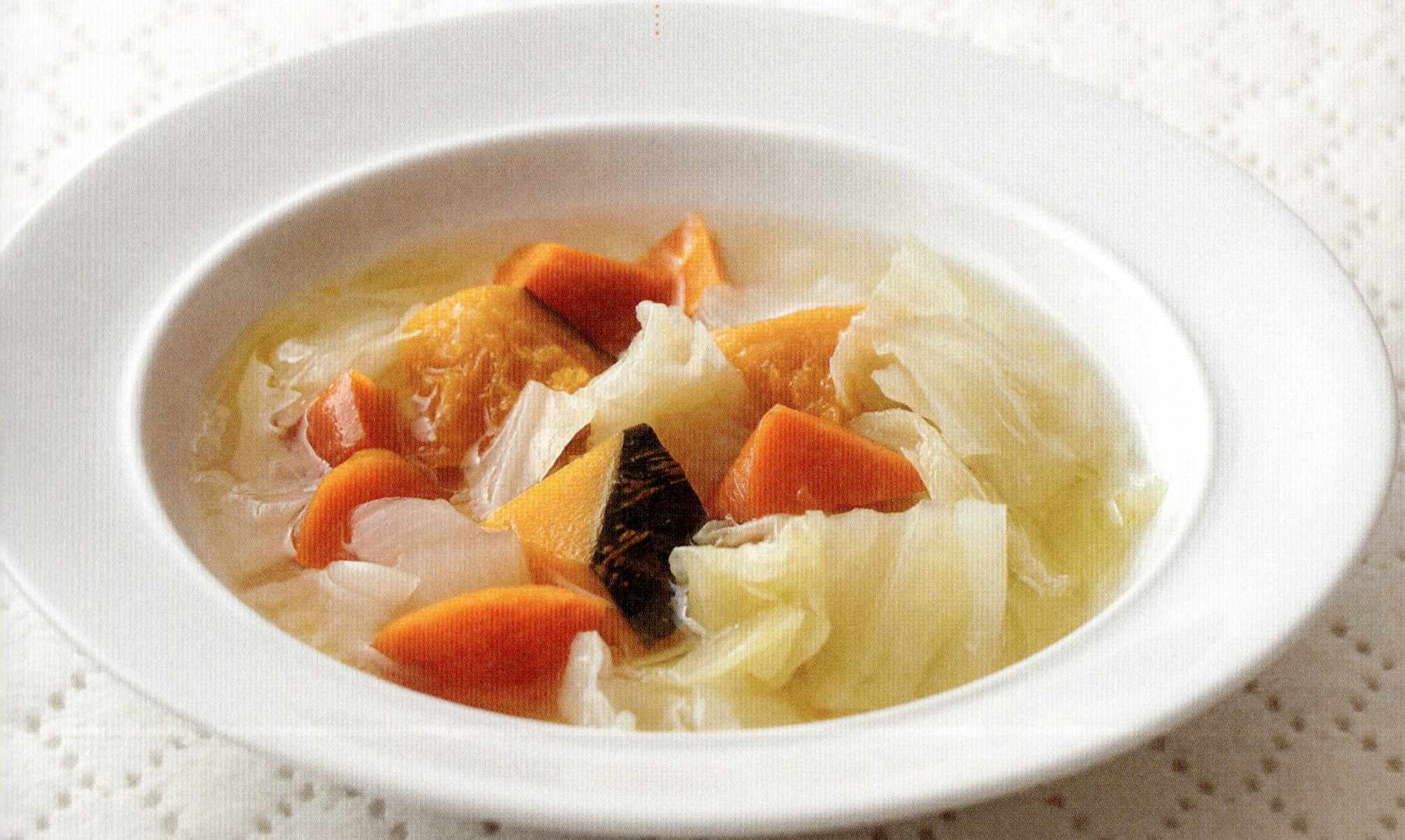

「いのちの野菜スープ」は毎日、習慣づけることが肝心。どこで飲んでもかまいません

一日に飲むスープの量の目安ですが、基本は毎朝200㎖を1〜2杯飲むことで健康維持への効果が期待できます（野菜スープも具も食べてください）。

また、メタボリック症候群が気になるかたは200㎖を2〜3杯。一日3回、食事の前に飲むことをおすすめします。ダイエット中の間食にも最適です。

病気治療中や抗がん治療中のかたは、一日200㎖を3〜4杯飲んでください（体力や食欲のないかたはスープだけでもＯＫです）。200㎖を一日3回、2週間続けて飲むことで白血球の数値が改善され、免疫力が強化されたという報告もあります。

外出時には保温水筒に入れて

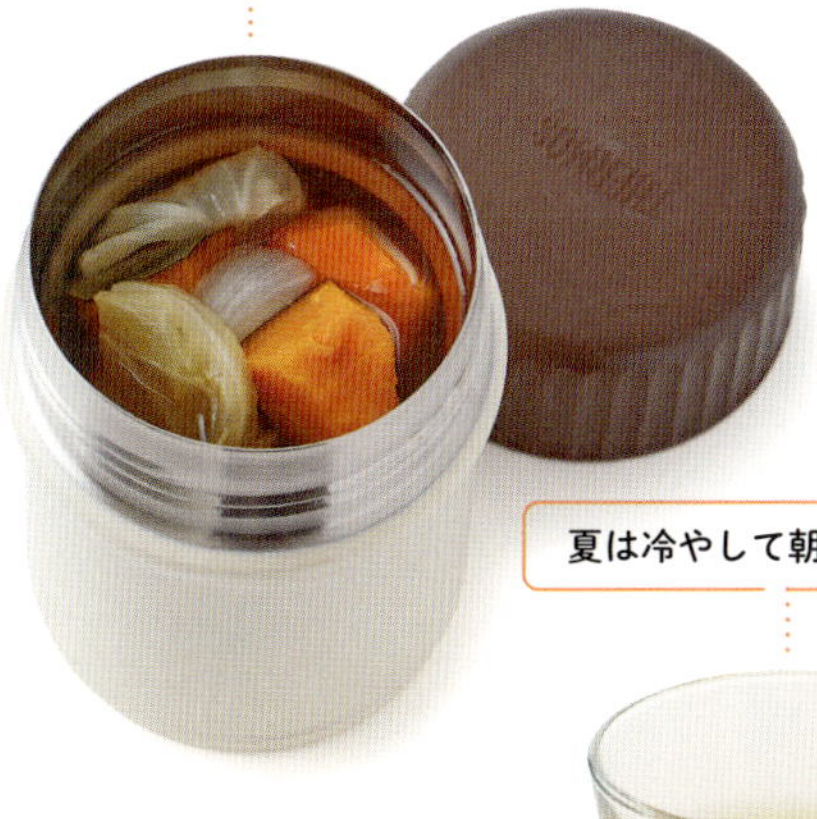

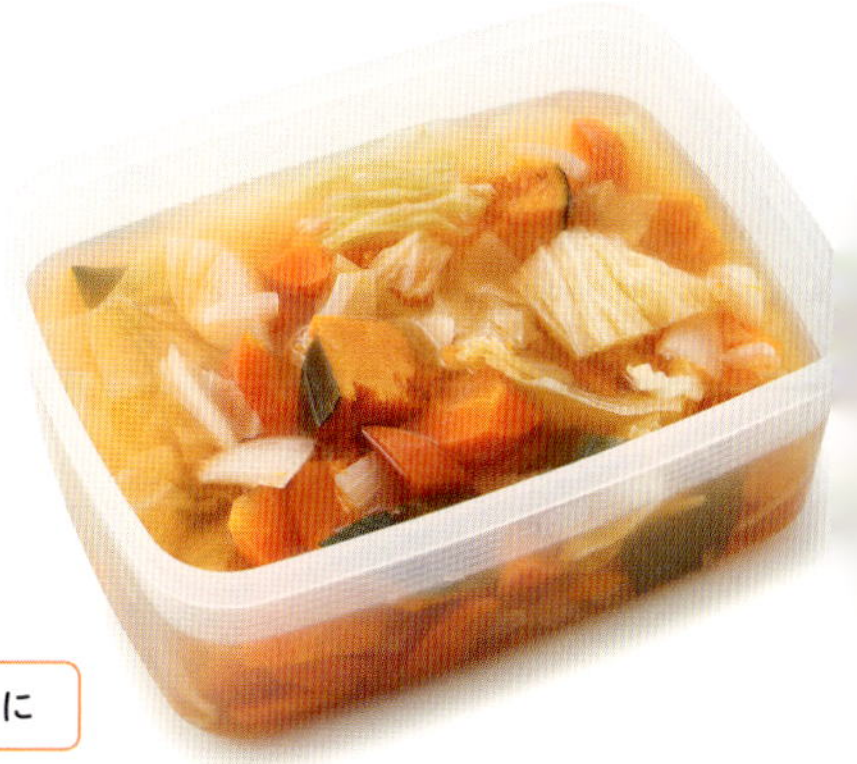

スープは野菜とともに保存容器で冷蔵。風邪などで食欲のないときでも、この野菜スープなら飲みやすく、抗酸化作用もあるので早期完治の助けになります。

夏は冷やして朝の起きぬけに

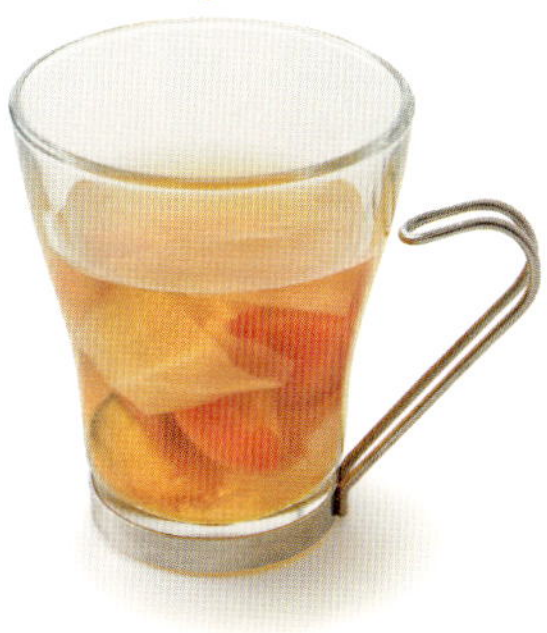

「いのちの野菜スープ」の活用法

ミキシングして
おいしいポタージュに変身

「いのちの野菜スープ」は味つけをしないので、毎日の習慣的な飲み方や食べ方ではマンネリになることもあります。煮込んだ野菜とスープをほかの料理にどんどん応用して使ってみましょう。野菜だしとして、具材として、毎日の味噌汁に用いたり、ほかの食材を加えたりして工夫してみてください（P30〜39参照）。

野菜を余すことなくいただける方法はミキシングしてポタージュにすることです。

スープと具材を一緒にミキシングするだけですが、このときスープと具材の割合を加減して好みの濃度に。鍋に移して温めて、こしょうやハーブ、オリーブ油などを加えていただきます。具材の中でもかぼちゃやにんじんなど、甘みやとろみのあるものがポタージュ向き。色も楽しめます。柔らかく煮込まれているのでハンドブレンダーなどでおいしいポタージュに早変わりします。

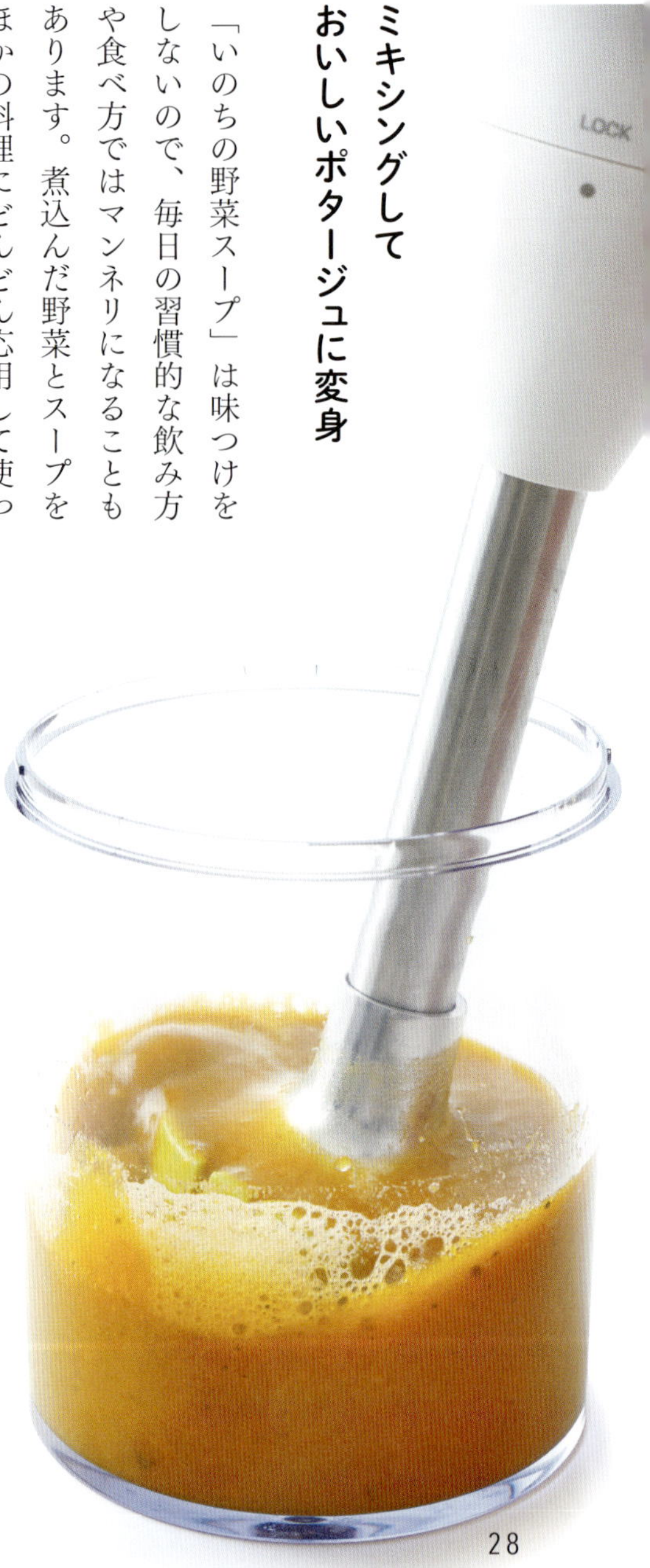

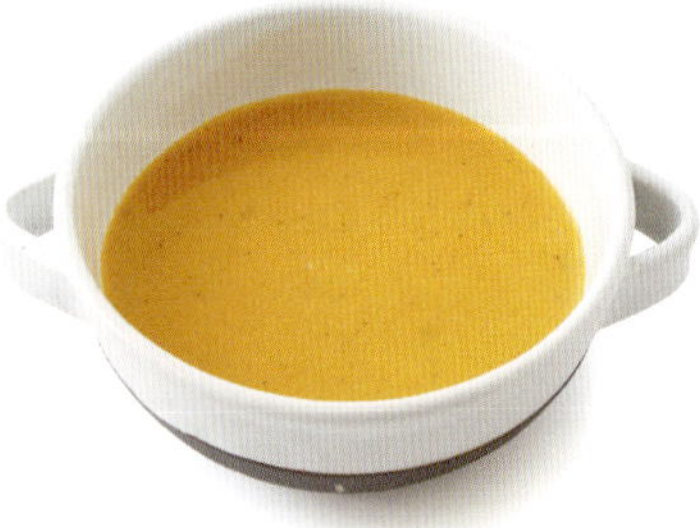

ポタージュにして
具材も丸ごといただく

「いのちの野菜スープ」の保存は冷蔵で2〜3日、冷凍で2〜3週間が目安

野菜のエッセンスを抽出するスープには、新鮮かつ安心、安全な栽培法の野菜を選んで用いましょう。まとめてスープをつくる場合は保存容器に移し替えて具材ごと冷蔵・冷凍しますが、風味がなくなるので早めに食べるようにしてください。冷蔵では2〜3日が目安になります。冷凍では2〜3週間は賞味可能です。この場合は具材も一緒に冷凍するほうがメリットがあります。

野菜の細胞は解凍時に細胞壁が破壊されるため、細胞内に含まれるファイトケミカルがスープに溶け出して有効成分が増加するのです。風味もより濃厚に。

1日分の量を小分けにして冷凍しておくと便利です。

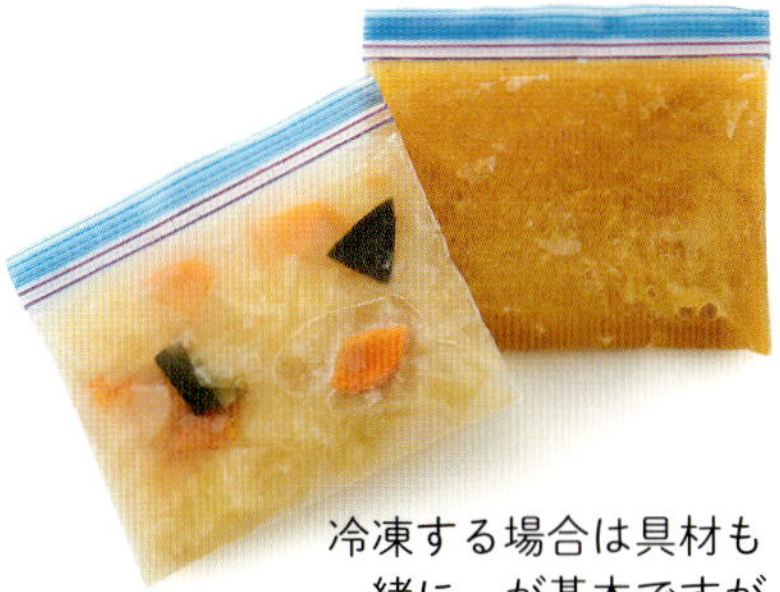

冷凍する場合は具材も一緒に、が基本ですが、自分のライフスタイルに合わせてスープだけ、具材だけと小分けの冷凍もOK

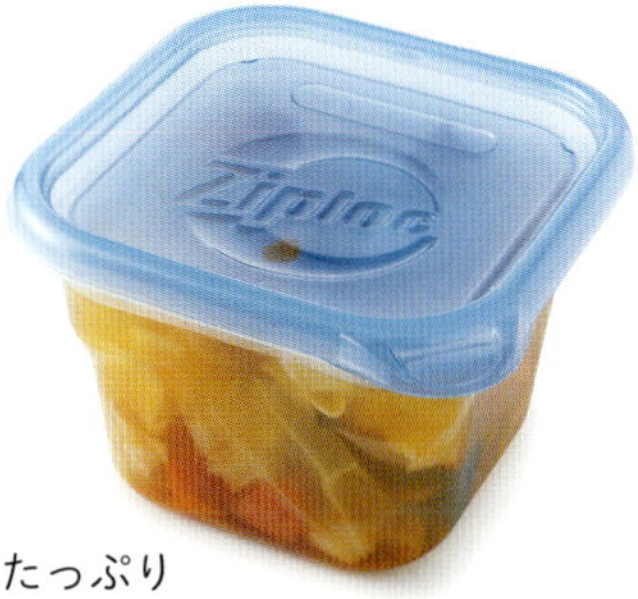

たっぷり
つくり置きして
用途に応じて冷蔵・冷凍保存を

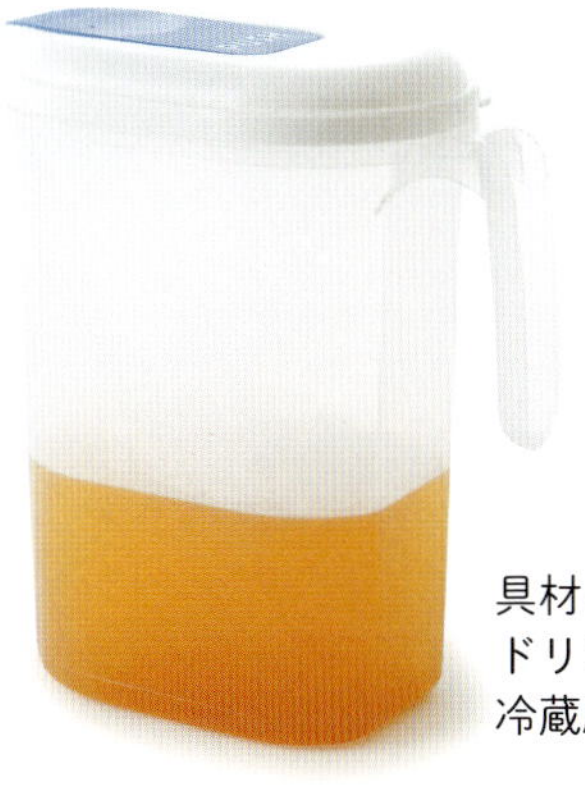

具材と分けて
ドリンク代わりに
冷蔵庫に常備

もっと「いのちの野菜スープ」Doctor'sアレンジ——①

薬味をプラス

熱々のスープにちょっとのせるだけ

「いのちの野菜スープ」は基本的に味つけをしていません。高血圧や糖尿病のかたも安心して常用いただけるものにしたかったからですが、健康なかたでも薄味に慣れることはとても大切なことです。慣れると、この塩なしスープの野菜から抽出される味わいが実においしく感じられ、味覚がリセットされます。もし「ちょい足し」するなら風味よく、ファイトケミカルも期待できるような食材を薬味にしてはいかがでしょう。私が実践している薬味を紹介します。

Plus

オリーブ油

オリーブ油には30種類以上のポリフェノールが含まれ、中でもオレオカンタールは強い抗酸化作用があり、血中コレステロールの酸化を防ぎます。オレウロペインは体内の免疫機能を活発にします。

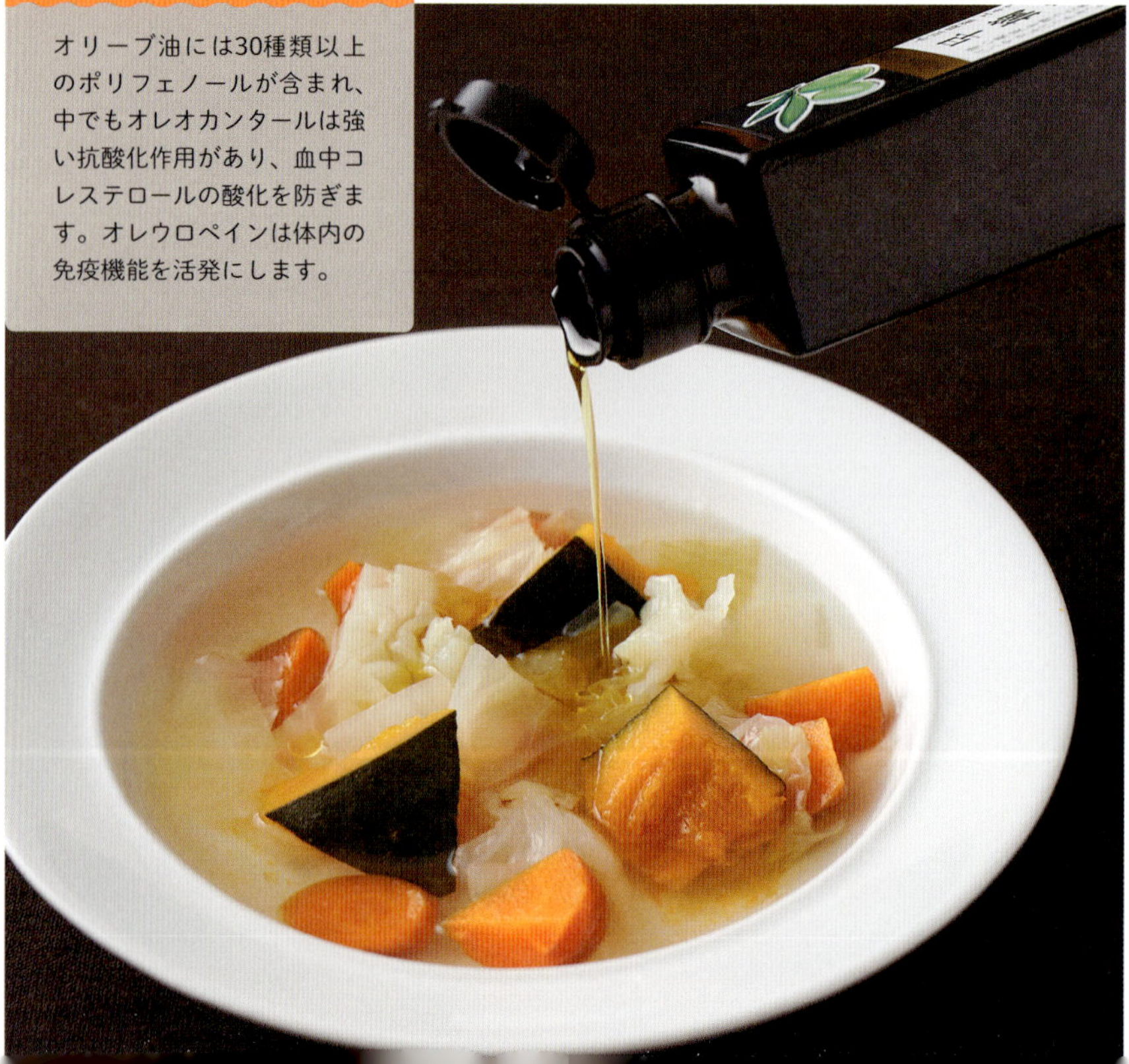

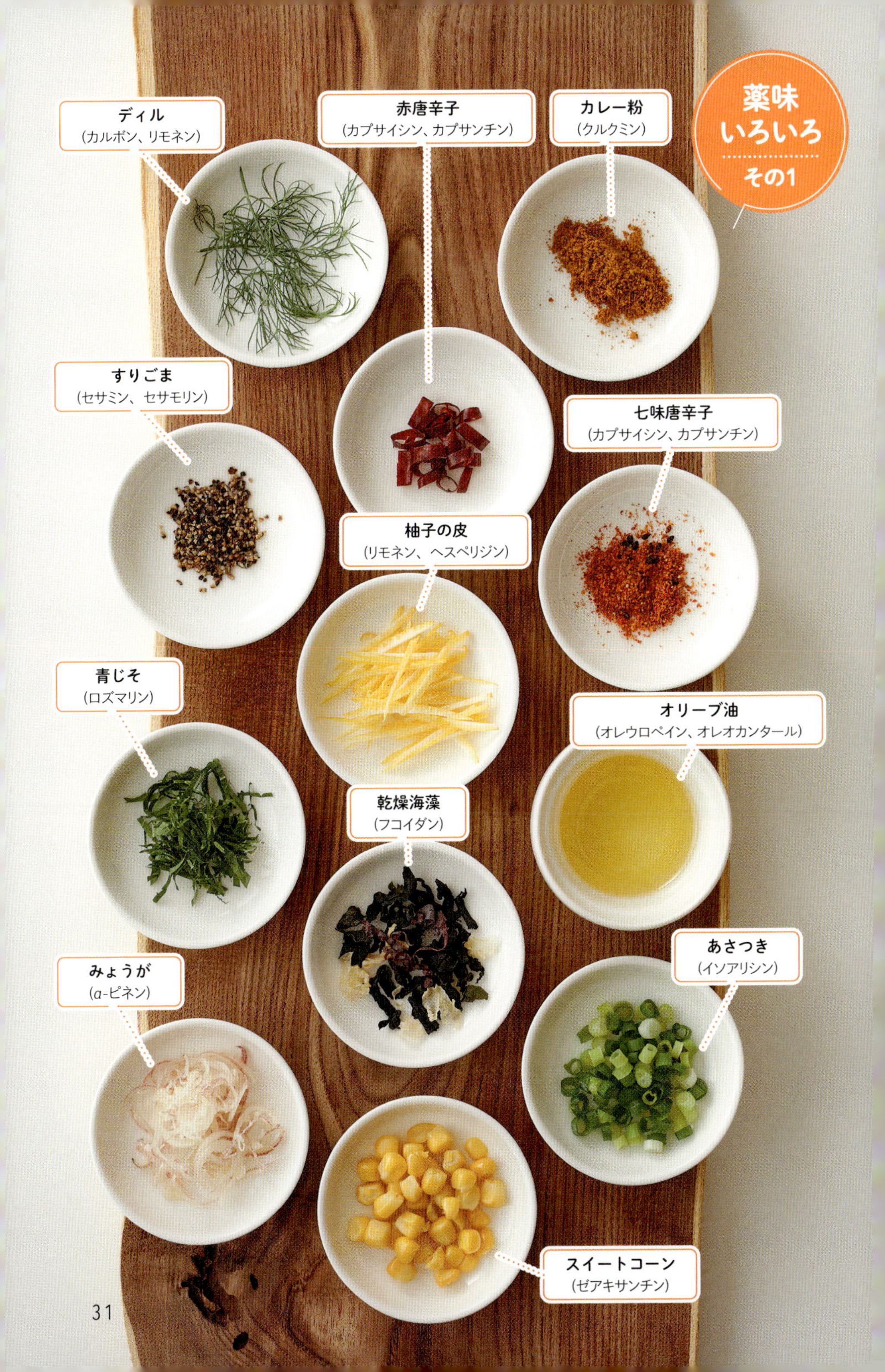
薬味いろいろ
その1
ディル
(カルボン、リモネン)
赤唐辛子
(カプサイシン、カプサンチン)
カレー粉
(クルクミン)
すりごま
(セサミン、セサモリン)
七味唐辛子
(カプサイシン、カプサンチン)
柚子の皮
(リモネン、ヘスペリジン)
青じそ
(ロズマリン)
オリーブ油
(オレウロペイン、オレオカンタール)
乾燥海藻
(フコイダン)
あさつき
(イソアリシン)
みょうが
(α-ピネン)
スイートコーン
(ゼアキサンチン)

Plus 長ねぎ・梅干し

長ねぎの白い部分を切るとイソアリシンという抗ウイルス作用や抗菌作用のある成分が発生します。これは遺伝子を守り、発がんを抑制する作用を持つファイトケミカル。ねぎは水にさらしすぎないようにします。梅干しには梅リグナンが含まれ、胃がんの原因を抑制するシリンガレシノール、インフルエンザウイルスの増殖を抑制するエポキシリオニレシノール、抗酸化効果のあるピノレシノールやリオニレシノールなどがあります。

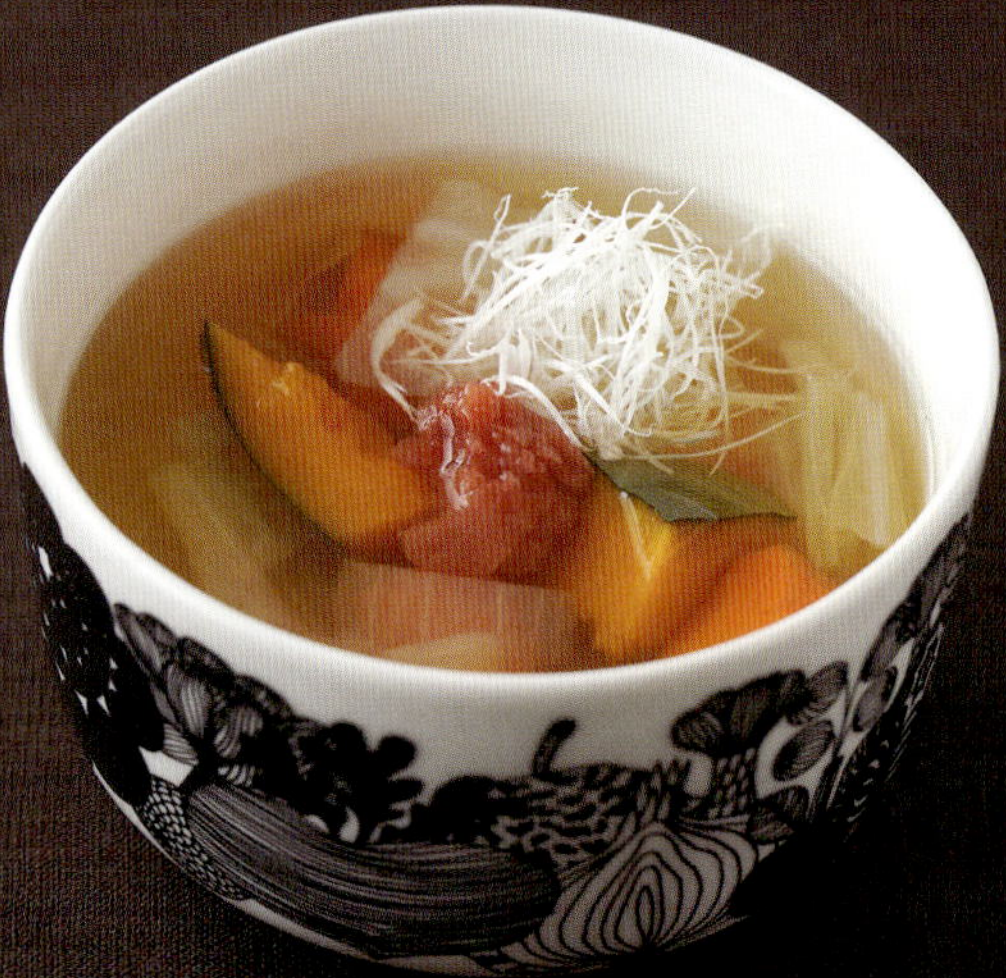

Plus ほうれん草・白ごま

ほうれん草にはβ-カロテンが含まれ、体内でビタミンAに変化し、皮膚や粘膜などの免疫バリアを正常な状態に保ち、免疫力を高めます。目の老化に効果があるルテインも含みます。ゆでたほうれん草に白ごまを組み合わせましたが、ごまのセサミン・セサモリンには抗酸化効果があり、何より香り高く、スープが塩分なしでもおいしくいただけます。

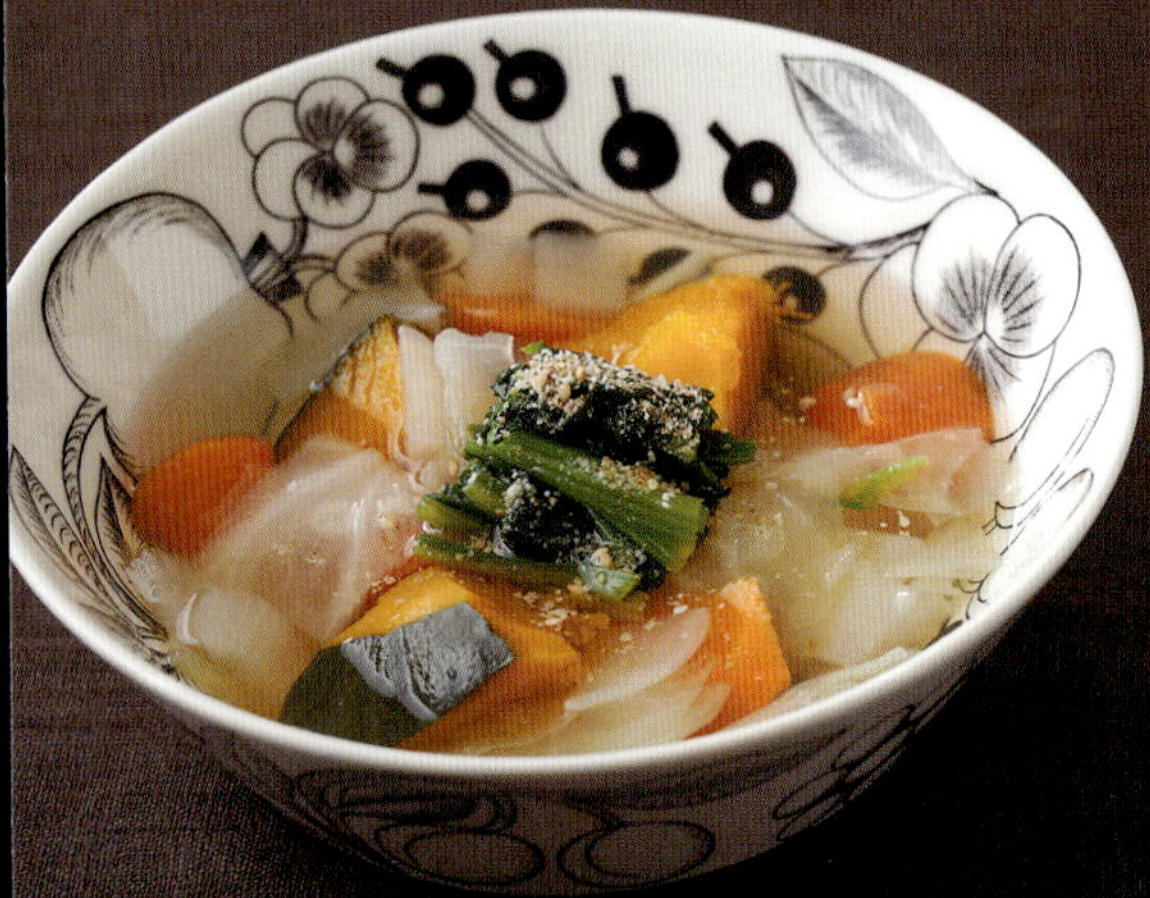

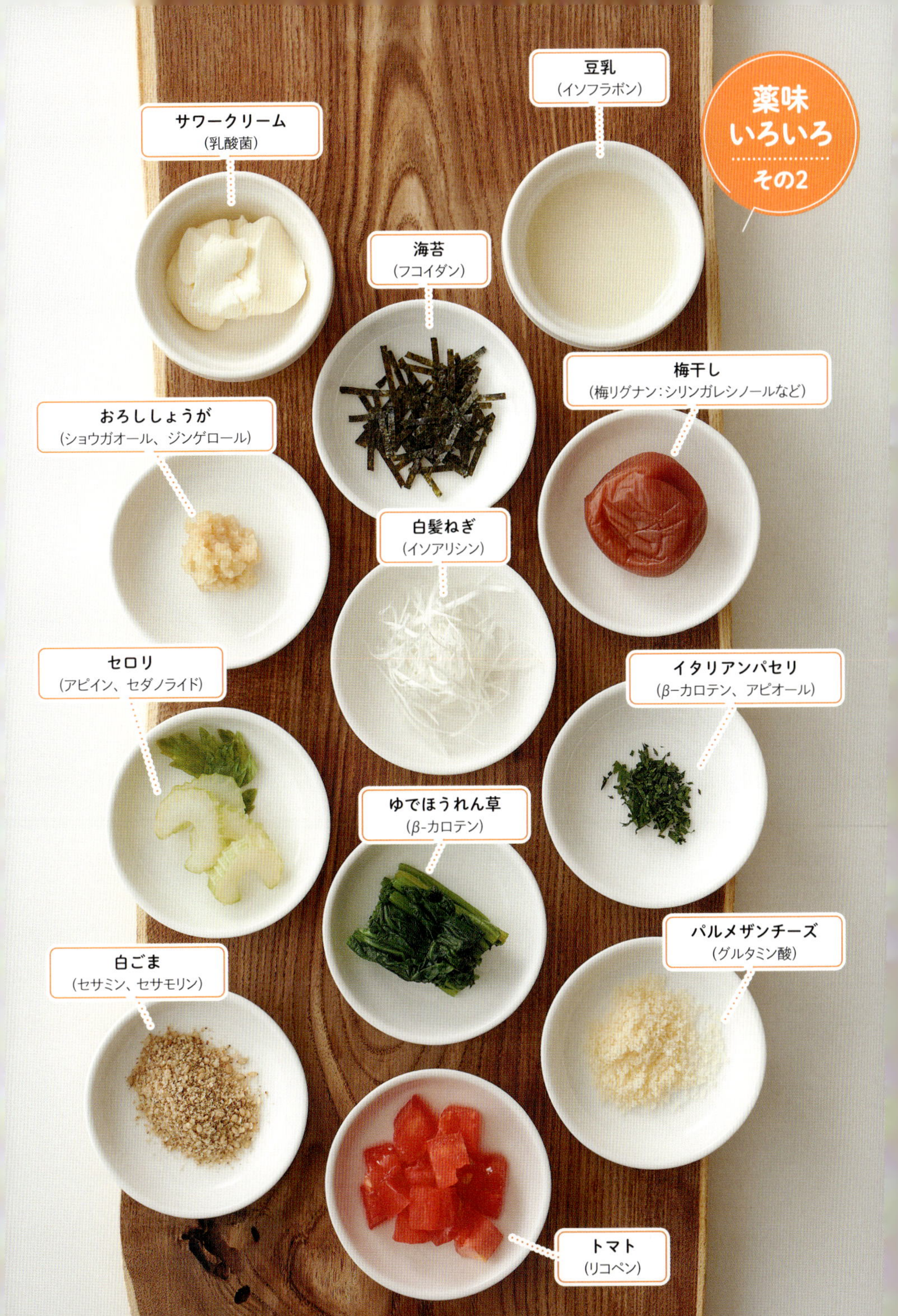

薬味いろいろ
その2
豆乳
(イソフラボン)
サワークリーム
(乳酸菌)
海苔
(フコイダン)
梅干し
(梅リグナン:シリンガレシノールなど)
おろししょうが
(ショウガオール、ジンゲロール)
白髪ねぎ
(イソアリシン)
セロリ
(アピイン、セダノライド)
イタリアンパセリ
(β-カロテン、アピオール)
ゆでほうれん草
(β-カロテン)
パルメザンチーズ
(グルタミン酸)
白ごま
(セサミン、セサモリン)
トマト
(リコペン)

もっと「いのちの野菜スープ」Doctor'sアレンジ──②

野菜をプラス

旨み効果の一品を加えて煮込む

「いのちの野菜スープ」の4つの野菜をそれぞれ100gと決めたのは、入手が一年中難しくなく、それぞれ固有のファイトケミカルがバランスよくなる組み合わせだからです。また、抽出されたスープと野菜も一緒に食べることで一日の野菜摂取量を350g(*)以上にしたかったからです。野菜はこの4つでなければダメですか？　とよく聞かれますが、野菜が増えて悪いわけはありません。基本の4つの野菜にもう一品足して相性抜群、風味もファイトケミカルもぐっと増す具材をご紹介します。

*厚生労働省が定めた野菜の一日の摂取目標量。

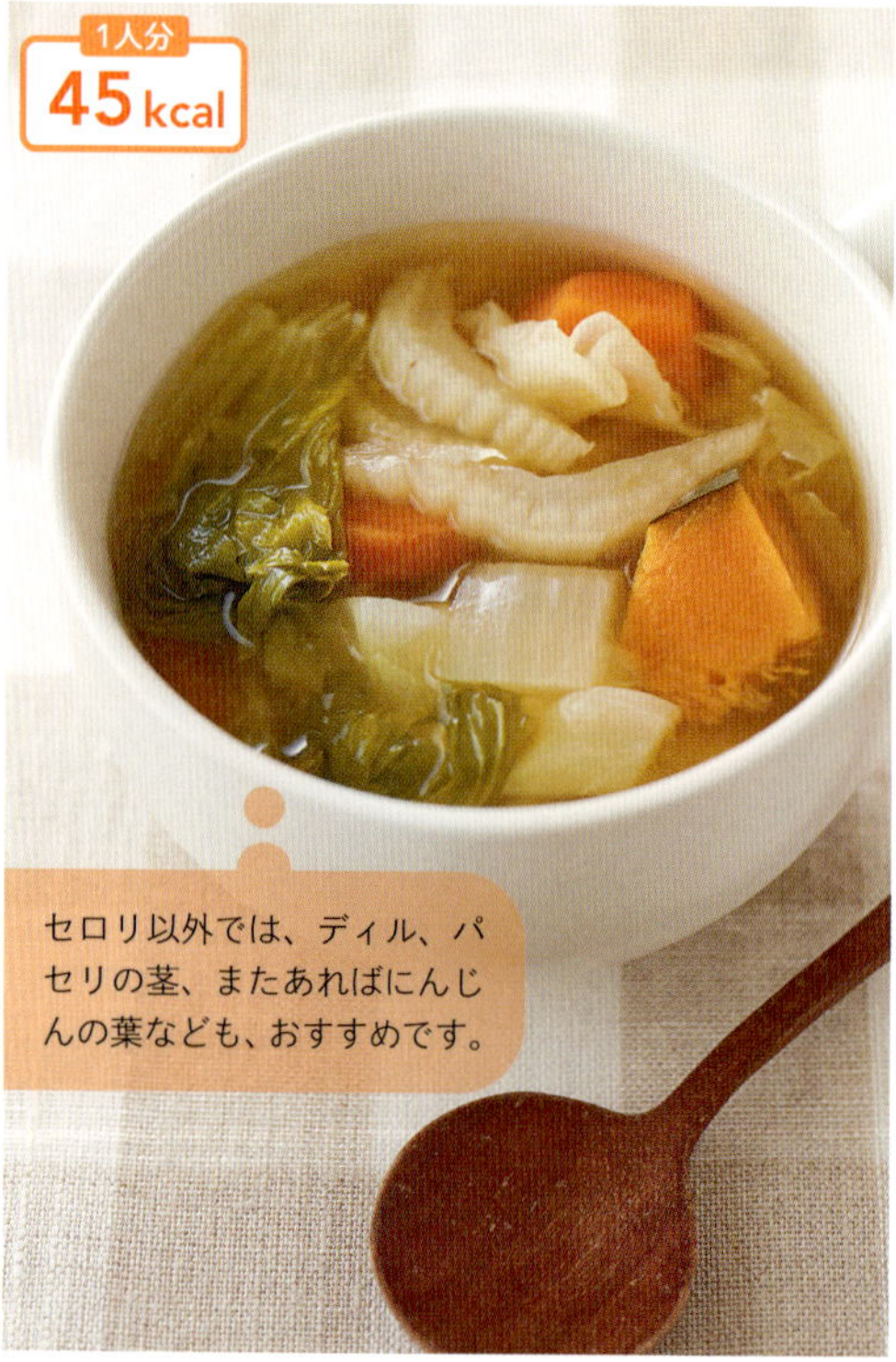

セロリ以外では、ディル、パセリの茎、またあればにんじんの葉なども、おすすめです。

Plus セロリ

セロリ特有の香り成分セダノライドには、抗がん作用や肝臓の働きを助ける解毒作用があります。葉にはβ-カロテンや精神を安定させるアビインも含まれます。

材料（つくりやすい分量）

基本スープ材料	全量
セロリ	100g

1. セロリの軸は薄切り、葉は食べやすい大きさに切る。
2. かぼちゃ以外の基本野菜とともに鍋に入れ、水を注いで火にかけ、沸騰したらふたをして弱火で10分加熱する。かぼちゃを加え、さらに10分ふたをして加熱する。

Plus トマト

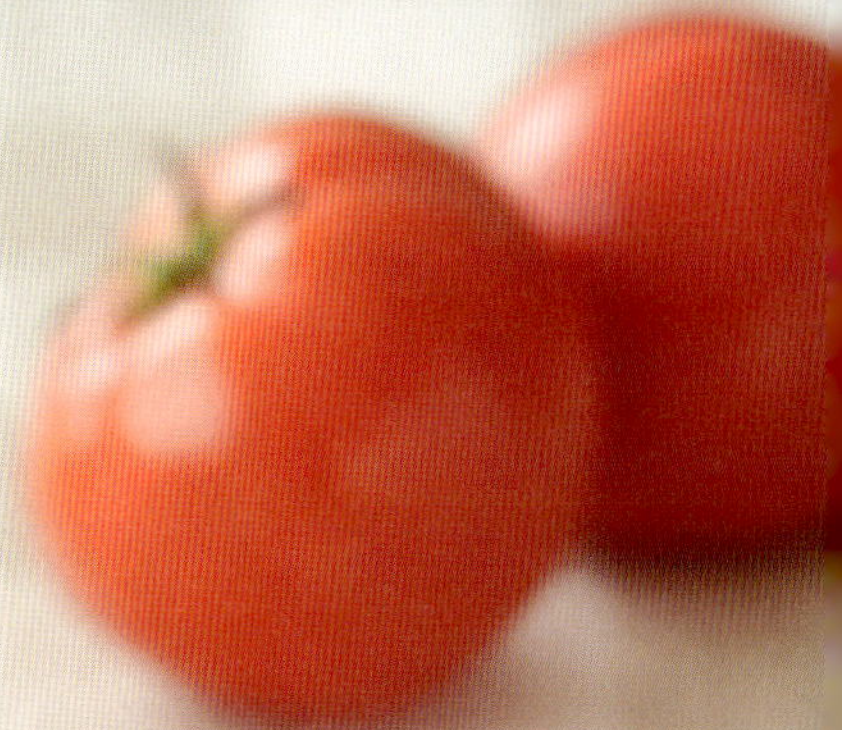

トマトに多く含まれるリコペンは、胃がん、大腸がん、肺がん、前立腺がんなどの発症リスクを低下させ、動脈硬化を予防します。強い抗酸化力による活性酸素の消去作用もあります。

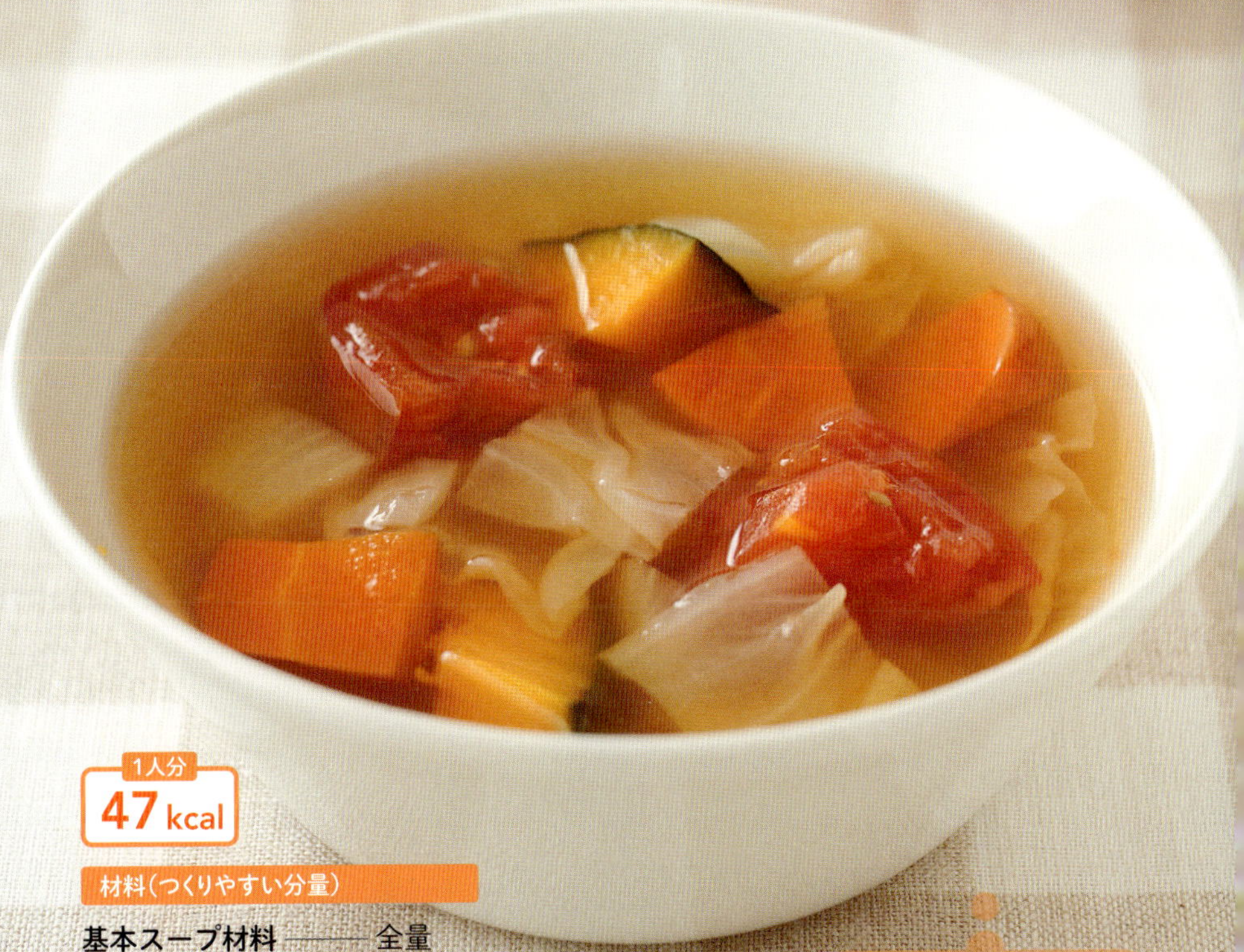

1人分 47 kcal

材料（つくりやすい分量）

基本スープ材料 ——— 全量
トマト ——— 100 g

1. トマトは一口大に切る。
2. かぼちゃ以外の基本野菜とともに鍋に入れ、水を注いで火にかけ、沸騰したらふたをして弱火で10分加熱する。かぼちゃを加え、さらに10分ふたをして加熱する。

トマトは煮込むことでグルタミン酸による旨みが出ます。スープをおいしくしてくれる野菜として、かぶもよく用います。かぶの葉はビタミンCが豊富で、葉にもファイトケミカルも含まれているので、捨てずに使います。

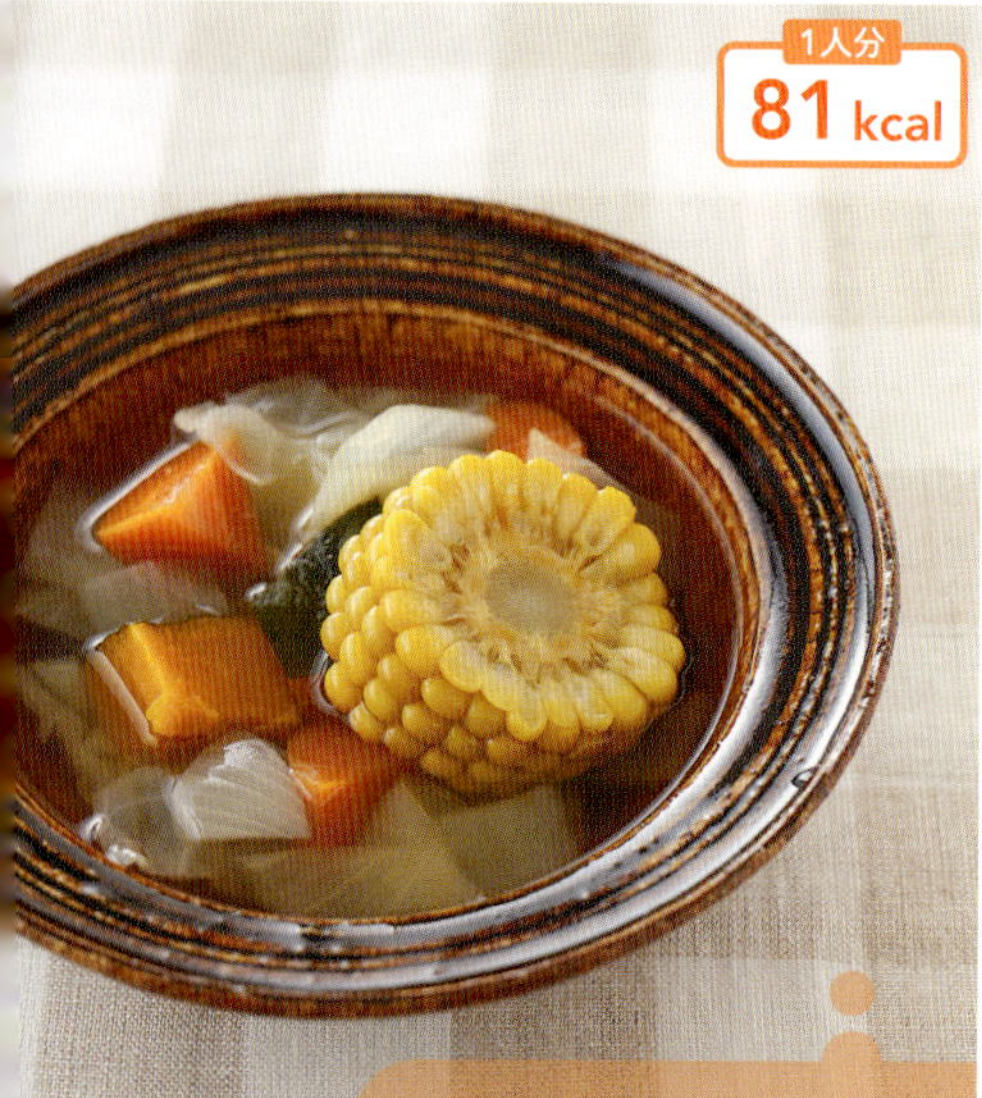

1人分 81 kcal

スープを甘く、香りよくしてくれる、とうもろこし。芯の部分だけを入れても効果があります。

Plus

とうもろこし

とうもろこしにはゼアキサンチンという目の老化を防ぐファイトケミカルが含まれ、加齢性網膜黄斑変性症や白内障を改善してくれます。

材料(つくりやすい分量)

基本スープ材料 ―――― 全量
とうもろこし ―――― 1本

1. とうもろこしは皮をむいて、芯をつけたまま4〜5等分の輪切りにする。
2. かぼちゃ以外の基本野菜を鍋に入れ、水を注いで火にかけ、沸騰したらふたをして弱火で10分加熱する。①、かぼちゃを加え、さらに10分加熱する。

Plus

焼きみかん

温州みかんはβ-クリプトキサンチンを含み、これにはβ-カロテンより強い抗酸化作用があり、肺がん、食道がん、膀胱がん、肝臓がんを抑制します。生活習慣病全般に有用。

材料(2人分)

基本スープ(具材とも) ―――― 1/2量
みかん(無農薬のものが望ましい)
―――― 小2個(大の場合は1個)

1. みかんは皮ごとグリルまたはトースターで焼き色がつくまで焼く。
2. 基本スープに①を加えて加熱し、器に盛る。皮ごといただける。

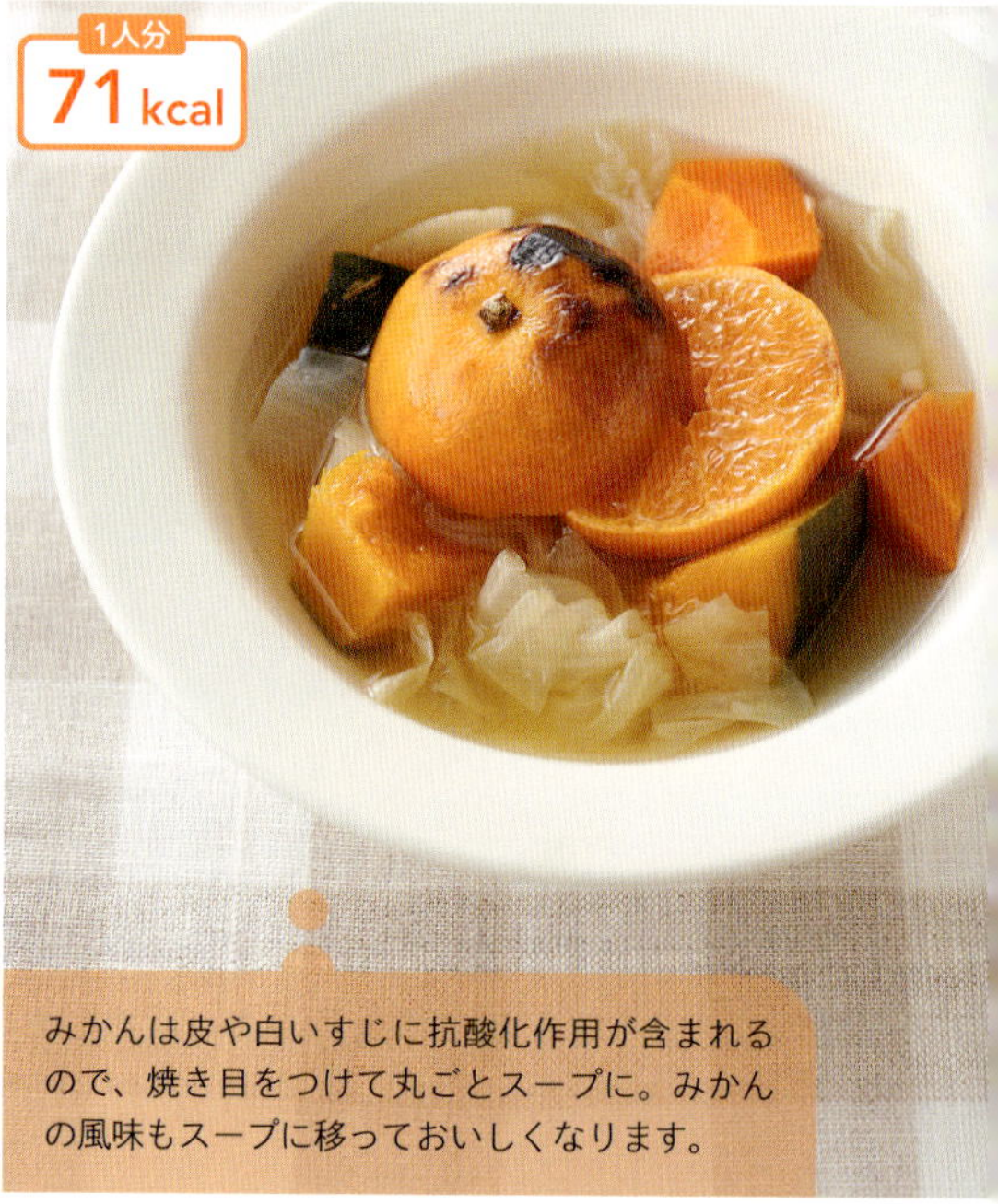

1人分 71 kcal

みかんは皮や白いすじに抗酸化作用が含まれるので、焼き目をつけて丸ごとスープに。みかんの風味もスープに移っておいしくなります。

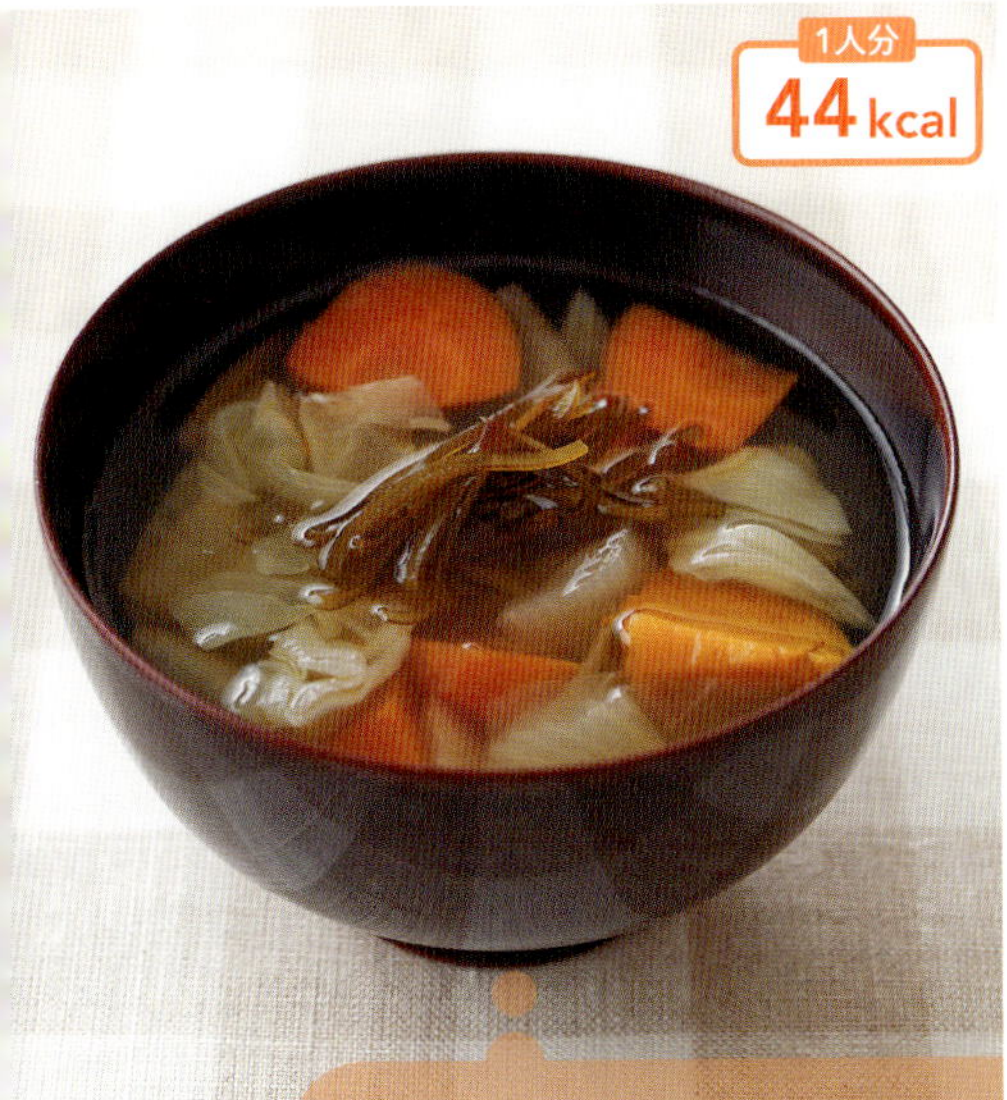

昆布の旨みの成分、グルタミン酸は胃にあるセンサーに作用して胃腸の働きをよくし、過食を防いでくれます。

Plus 昆布

昆布には、アルギン酸やフコイダンといった水溶性食物繊維が含まれ、糖質や脂質の吸収を抑え、コレステロール値の上昇を抑えてくれます。特にフコイダンの腸管免疫を高める作用は注目されています。

材料(つくりやすい分量)

基本スープ材料 ―― 全量
だし昆布 ―― 5㎝角1～2枚

1. 昆布は濡れ布巾でサッとふく。
2. かぼちゃ以外の基本野菜と1を鍋に入れ、水を注いで火にかけ、沸騰したらふたをして弱火で10分加熱する。かぼちゃを加え、さらに10分加熱する。
3. 昆布は取り出して細切りにし、器に盛ったスープに適量添える。

Plus きのこ

まいたけにはグリフォランが含まれます。グリフォランはまいたけから抽出される多糖類のファイトケミカルで、β-グルカンを含んでおり、抗がん作用を発揮し、免疫細胞各種を活性化。しいたけに含まれるレンチナン。これも免疫力を高める重要な成分です。

材料(つくりやすい分量)

基本スープ材料 ―― 全量
きのこ(まいたけ、しいたけなど) - 合わせて100g

1. まいたけはほぐし、しいたけは石づきを取って薄切りにする。
2. かぼちゃ以外の基本野菜と1を鍋に入れ、水を注いで火にかけ、沸騰したらふたをして弱火で10分加熱する。かぼちゃを加え、さらに10分加熱する。

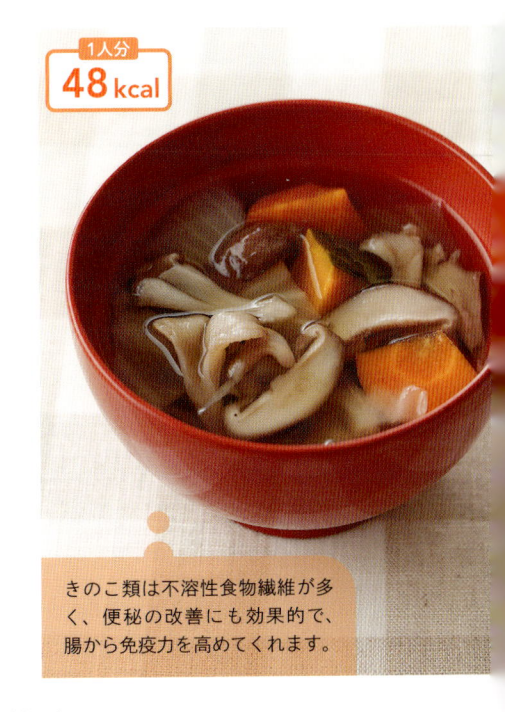

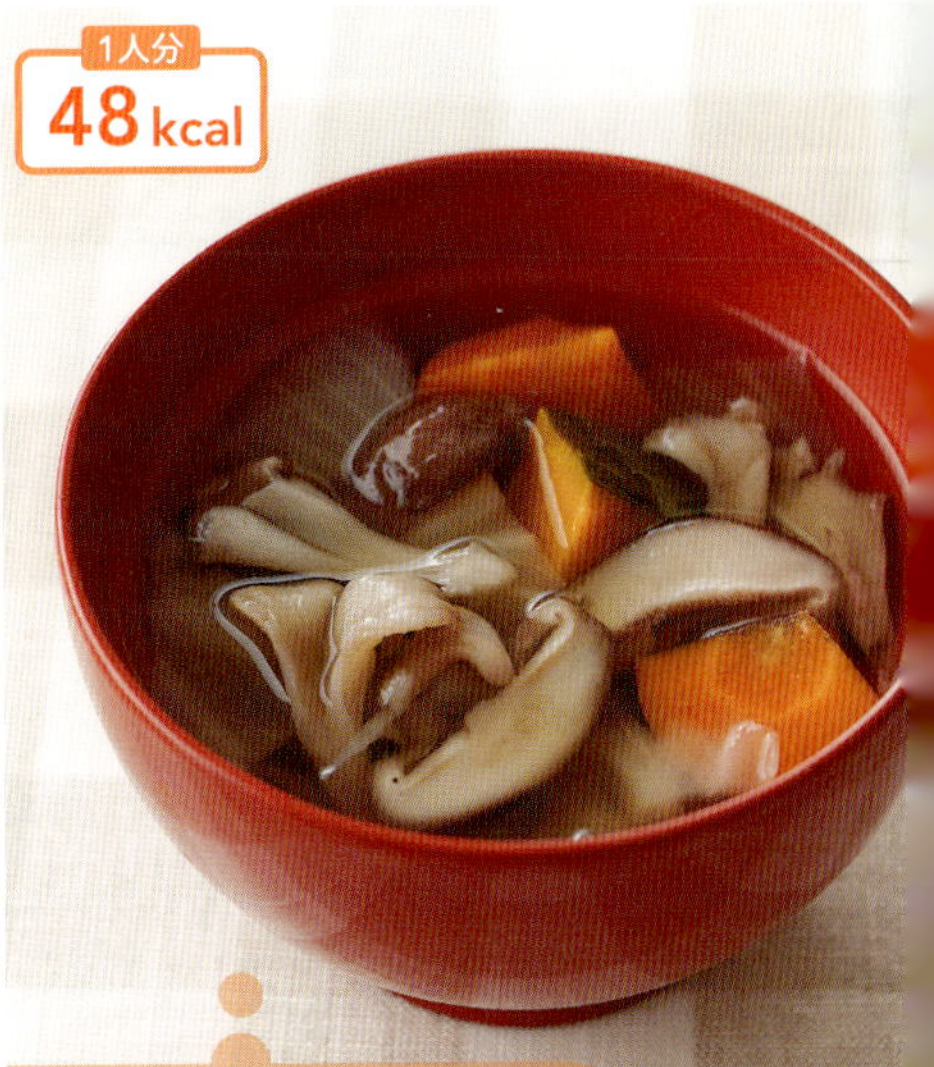

きのこ類は不溶性食物繊維が多く、便秘の改善にも効果的で、腸から免疫力を高めてくれます。

肉や魚をプラス

ボリュームも味わいも
大きく広がる

Plus 焼き目のついた鶏手羽

手羽先はコラーゲン豊富で、皮膚を潤わせ、骨の強度を高めてくれるので骨粗《こつそ》鬆症《しょうしょう》予防にも。また、手羽先に含まれるカリウムは体内のナトリウムを外に出して血圧の上昇を抑えますから、高血圧予防にも。ビタミンB群は疲労回復に。

1人分
207 kcal

材料（2人分）

基本スープ（具材とも）	1/2量
鶏手羽	4本
サラダ油	少々

1. 鶏手羽は油をひいたフライパンで色よく焼く（アルミホイルを敷いてトースターで焼いてもOK）。
2. 基本スープに1を加えて20分煮込み、器に盛る。

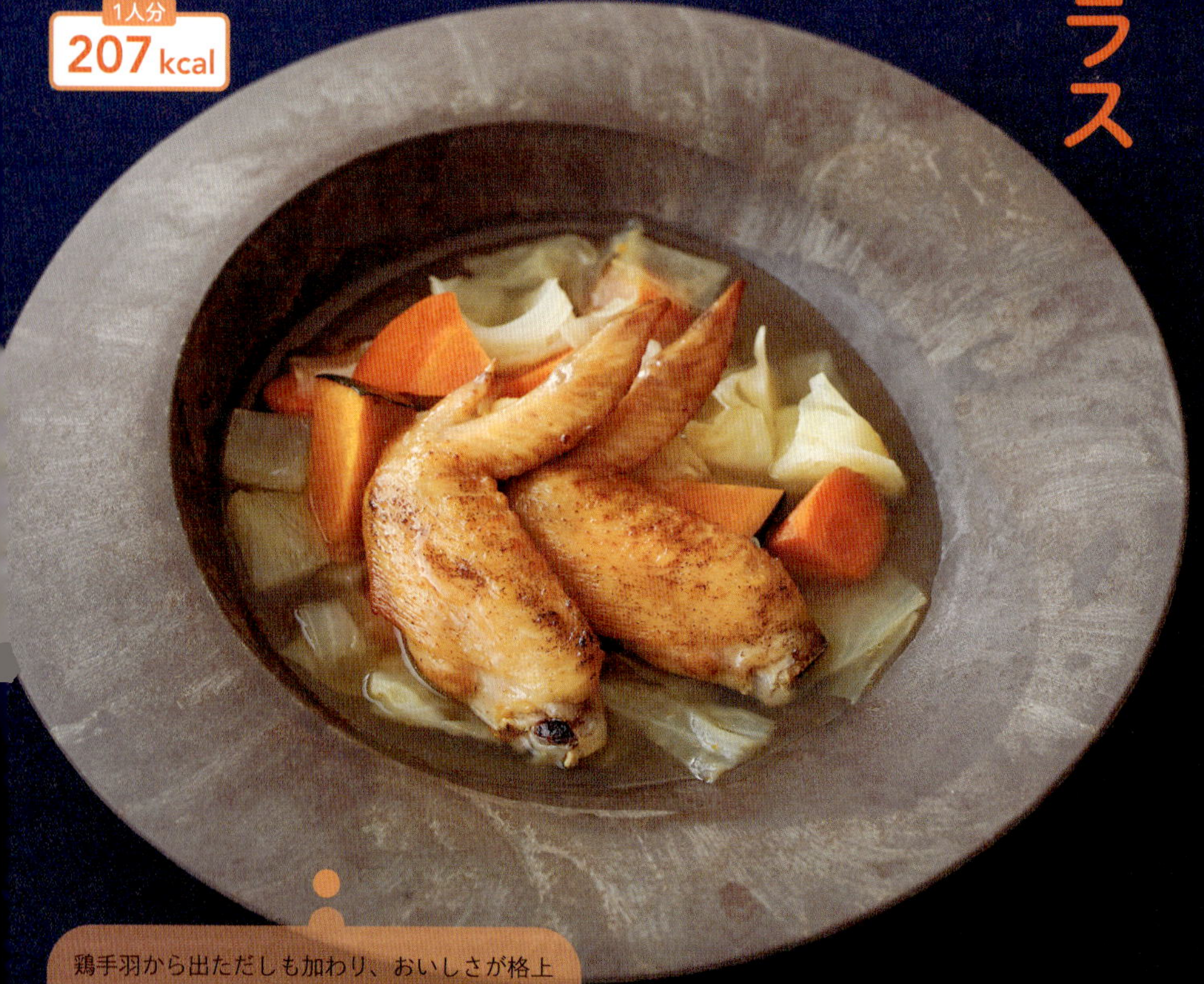

鶏手羽から出ただしも加わり、おいしさが格上げされます。塩、こしょうは好みで仕上げに加えます。しょうがを刻んで煮込んだり、パセリなどフレッシュハーブを加えてもおいしい。

Plus

焼き鮭

鮭の身の赤い色はカロテノイドの一種、アスタキサンチンによるもの。抗酸化力が強く、血中脂質の酸化を抑え、免疫力を高める力があり、動脈硬化やがんの予防に効果が期待できます。アスタキサンチンは金目鯛、海老やかにの殻、イクラや数の子にも含まれています。

1人分 180kcal

材料(2人分)

- 基本スープ(具材とも)—— 1/2量
- 生鮭 —— 2切れ
- 塩、こしょう —— 各少々
- サラダ油 —— 大さじ1/2
- 細ねぎ(小口切り)—— 適量

1. 生鮭は塩、こしょうをふって10分おき、水気をふく。フライパンに油をひき、両面焼き色をつける。
2. 基本スープに1を入れてサッと加熱し、器に盛って細ねぎを添える。

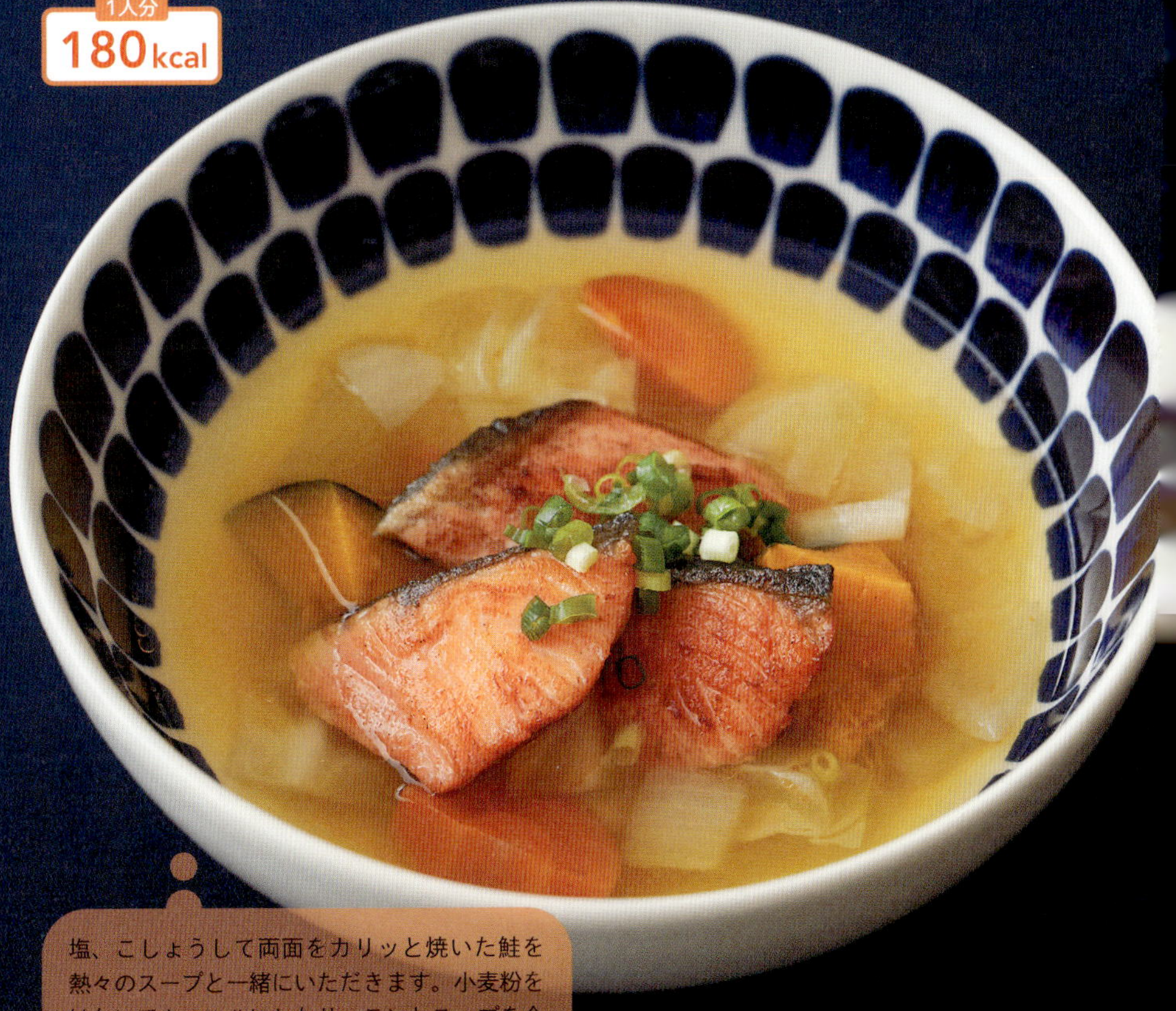

塩、こしょうして両面をカリッと焼いた鮭を熱々のスープと一緒にいただきます。小麦粉をはたいてムニエルにしたサーモンとスープを合わせてもおいしい。ダイエットにもおすすめ。

NOTE

シニア層とスープの親和性

「いのちの野菜スープ」は高齢のかたにもおすすめです。野菜が足りないときや調理が面倒な日には、このつくり置きスープがバランスをととのえてくれます。

□血圧が高いかたは、薄味に慣れることができるほか、塩分排出を促すカリウムや食物繊維摂取に役立ちます。市販の総菜や加工食品に頼る際も、野菜スープを上手に組み合わせることで塩分のとりすぎを防ぎ、不足しがちな栄養素を補えます（※腎障害のあるかたは、医師に相談を）。

□介護・嚥下《えんげ》にお悩みのかたは、野菜スープを飲みやすくする工夫も大切です。噛み切りにくい野菜は繊維に垂直に小さく切る、煮る時間を増やすなどしてみましょう。

□嚥下機能が落ちているかたは、ポタージュにするなど、とろみがあると飲み込みやすくなります。また、卵もゆで卵にするとむせやすいのですが、かき玉などスープに入れると食べやすくなります。

高齢者は若い頃に比べて体内の水分量が減り、老廃物排出に多くの尿が必要となるため、こまめな水分補給が大切になりますが、「いのちの野菜スープ」を活用することで食事でも水分を増やしやすくなります。

「いのちの野菜スープ」のとり方

- **主菜があるときは「いのちの野菜スープ」と組み合わせて。主菜がないときは、たんぱく質入りのスープ料理を**（P38〜39、P113〜121）。
- **市販の総菜や加工食品を食べるときは「いのちの野菜スープ」と組み合わせて。**
- **食欲がないときはつくり置きしていた「いのちの野菜スープ」のスープのみ**（具なし）**を。**

（管理栄養士　成澤文子）

2章

からだを守る免疫の仕組み

免疫とは、私たちのからだを守るために備わった奇跡のシステムです

「いのちの野菜スープ」が強力にサポートする「免疫」とは何か？　私たちのからだに備わっている実に複雑でデリケートな仕組みが免疫機能です。この章では、〝免疫とは何か？〟ということからお話をスタートしましょう。少し難しい言葉も出てきますが、免疫という自分のからだの仕組みを知ることで、これからの生活もきっと変わります。免疫とは私たちのからだを守る「奇跡の仕組み」だからです。

「免疫」は、疫病から免れる、と書きます。これは、**はやり病が猛威をふるっても、「一度かかったことがあれば、二度目はかからない」という免疫の特性**をとてもうまく書き表しています。

「一度かかった病気には二度目はかからない」とはどのようなことなのでしょうか。例えば、あなたがだれかと直接対戦するスポーツ競技の選手だったとします。競技

会では初めて対戦する選手とはやりにくいものです。それは相手がどのような技を得意としていて、どういった癖を持っているかといった情報がないためです。

ところがその選手と二度目に闘うときには随分と闘いやすくなります。それは一度対戦し苦労した相手のことは覚えていて、そのプレイスタイルを把握できているためです。免疫にも同じことがいえます。**初めて敵対した病原体との闘いには苦労しますが、**このときに闘った敵のことをからだは詳細に覚えていて、**二度目に出合ったときには相手の攻撃を防ぐ**ことができます。しかも相手の弱点を確実に突いた攻撃で撃退することができ、再び病気に感染することを防ぎます。仮に感染したとしてもとても軽い症状で健康を回復することができるのです。

こうした免疫の性質を利用したのがイギリスの科学者のジェンナーです。彼は種痘《しゅとう》法により天然痘《てんねんとう》を地球上から撲滅《ぼくめつ》しました。

現代では、もう少し広い概念で、「体内に病原体が侵入したとき、あるいは、がんのようなものが発生した場合に、これを選択的に排除しようとする機能（自己の生存にとって不利益な外敵から自分を守る仕組み）」を免疫と呼んでいます。すなわち、**病原体（細菌やウイルスなど）やがん細胞などの自分でないものを攻撃する（異物を排除する）仕組みが、免疫**なのです。

免疫のために闘い、働く細胞は白血球にある3つの免疫細胞グループ

免疫の働きを担うのが白血球です。ウイルスや細菌が私たちのからだに侵入したときに懸命に闘う細胞が、白血球の中にある免疫細胞なのです。

ひとことで免疫細胞といってもたくさんの仲間がいて、その役割もさまざまです。免疫細胞をわかりやすくグループ分けすると次の3つに分類されます。

- 第1のグループは細胞の中に殺菌作用のある成分を含んだ顆粒を持つ「顆粒球」です。**好中球、好酸球、好塩基球**の3種類がいます。
- 第2のグループは、細胞が最も大きなタイプの白血球で、アメーバーのような姿をしている「単球」です。単球はほかの血液成分と同様に骨髄でつくられますが、細胞組織の中に入ると**マクロファージ**や**樹状細胞**など、免疫を担う細胞に変化します。

●第3のグループは白血球の約25％を占め、リンパ液の主な成分である「リンパ球」です。リンパ球も骨髄や胸腺という場所でつくられ、**T細胞、B細胞**といった免疫細胞などに変化します。がんなどを攻撃する**NK細胞**もリンパ球のグループにいます。

こうした免疫細胞たちは、病原体の侵入をパトロールしてすぐに闘うグループや、パトロール隊が頑張っている間に闘うための装備をととのえ、万全の態勢で駆けつけるグループなどに分かれて、「分業体制」で働いているのです。

血液の細胞成分

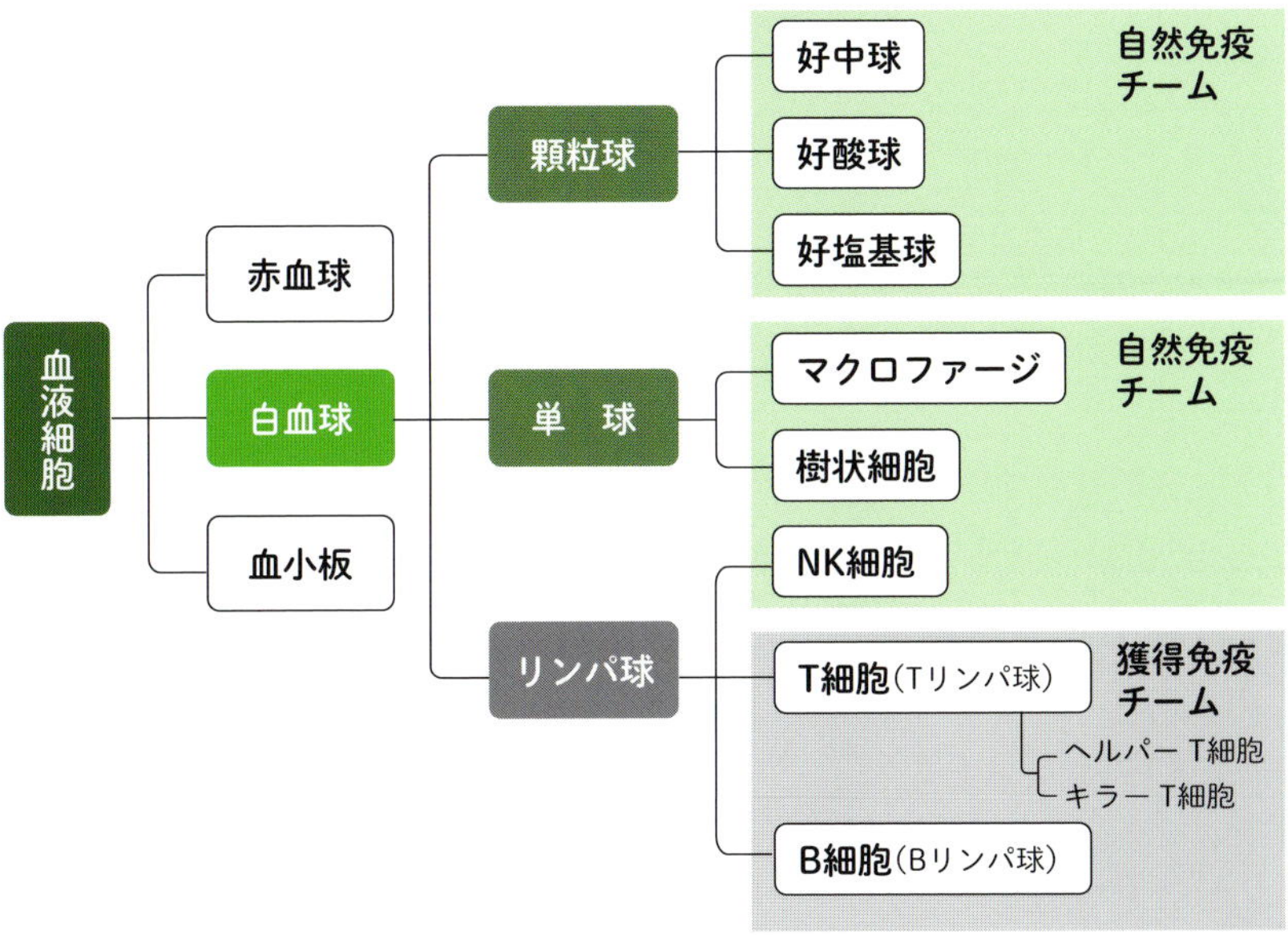

生まれながらに備わった自然免疫では異物を食べて、壊す作戦

自然免疫とは生まれながらにして私たちのからだに備わっている免疫の仕組みです。対して、獲得免疫とは異物に応じた攻撃方法を記憶する後天的なものです。

免疫のシステムは自分でないもの（異物）を攻撃する仕組みで、まず最初に行われることは、「体内に侵入したものや体内に発生したもの」が異物かどうかの判定です。

自然免疫は、病原体やがん細胞などの異物をいち早く察知して、**無差別（非特異的）にすばやく攻撃**する役割を持っています。

獲得免疫では病原体やがん細胞などの異物の特徴を調べ、異物であるかどうかを判定してから、**特定の敵だけを総攻撃**します。それは特定の敵である異物の分子（抗原）に免疫系の分子（抗原レセプター）が結合するという形で行われます。獲得免疫では、ひとつの免疫細胞に1種類の抗原レセプター分子を出す方法がとられています。

自然免疫で働く細胞は好中球、マクロファージ、樹状細胞、NK細胞（ナチュラルキラー細胞）、です。それぞれの働きをわかりやすく説明しましょう。

【好中球】マクロファージの呼びかけに応じ、感染部位に集まり細菌を攻撃します。好中球は白血球全体の45～70％を占め、マクロファージが何でも食べてしまうのに対して、好中球は細菌やカビを食べます。食べた後は死んでしまい、その死骸が膿となります。

【マクロファージ】細菌やウイルスなどの病原体やがん細胞などを無差別（非特異的）に食べるので、「貪食細胞」とも呼ばれる、異物を何でも食べてしまう大食漢。

【樹状細胞】病原体（細菌やウイルス）やがん細胞を食べて、その特徴を他の細胞（ヘルパーT細胞）に知らせる免疫の司令塔。

【NK細胞】全身をパトロールして細菌やウイルスに感染した細胞やがん細胞を無差別（非特異的）に破壊します。

自然免疫を担当する免疫細胞は病原体（細菌やウイルス）やがん細胞を無差別に食べたり、細菌やウイルスに感染した細胞やがん細胞に共通の変化を認識して、これらを**壊したりすることで、病原体やがん細胞の増殖を防ぎます**。

「二度なし現象」を叶えてくれる獲得免疫の役割

獲得免疫では、からだに侵入した異物（病原体やがん細胞）に対抗するための**武器をつくって撃退**します。**その武器は免疫細胞の中ではリンパ球のT細胞とB細胞が担っています**。T細胞とB細胞は、自然免疫の樹状細胞から病原体（抗原）の情報を得て、それをもとにして武器（キラーT細胞やB細胞が産生する抗体）をつくり、病原体に感染した細胞を破壊したり病原体に結合して無力化します。

獲得免疫は**自然免疫よりも数日から数週間遅れて機能します**が、抗原である病原体や、がん細胞に対して**より的確で強力な免疫**を発揮します。また一度かかった病原体の抗原を覚え、すばやく免疫反応を起こし、**一度かかった伝染病に二度はかからない「二度なし現象」を担う**のも、この獲得免疫なのです。獲得免疫で働く細胞は、T細胞（ヘルパーT細胞、キラーT細胞）、そしてB細胞です。

【T細胞】骨髄で生まれた細胞が胸腺（Thymus）に入り、成熟したものがT細胞。

● ヘルパーT細胞：獲得免疫の二つの武器であるキラーT細胞とB細胞に樹状細胞から受け取った抗原の情報を伝える重要な役目を担います。すなわち病原体やがん細胞などの抗原の特徴をマクロファージや樹状細胞から受け取り、キラーT細胞やB細胞に伝え、異物への攻撃を指令します。

● キラーT細胞：T細胞のうち異物を直接攻撃する役割を務めます。ヘルパーT細胞から抗原の情報を受け取ると増殖を繰り返して仲間を増やし、異物への攻撃を開始します。このキラーT細胞が標的にするのは、病原体そのものではなく、主にウイルスに感染した自己細胞やがん細胞です。細胞を「アポトーシス」という細胞の自殺に導き、破壊することでウイルスやがん細胞を撃退します。

【B細胞】骨髄（Bone marrow）で生まれ、そのまま骨髄で成熟したものがB細胞。ヘルパーT細胞の指令によって抗体をつくって異物を攻撃します。感染した自己細胞やがん細胞を攻撃するキラーT細胞とは対照的に、B細胞が標的にするのはウイルスや細菌など異物そのもの。その情報を分析して、相手に合わせた最適な抗体をつくって攻撃します。また一度分析した相手の情報を記憶する機能があり、再び出合ったときにより迅速に抗体をつくります。

免疫は「自然免疫」と「獲得免疫」の二段構えでからだを守っている

かつては、自然免疫と獲得免疫はそれぞれ独立した免疫システムだと考えられていました。しかし近年、自然免疫と獲得免疫は、巧みに連絡を取り合って協力し合っていることがわかってきました。

しかも、**自然免疫は闘う相手の情報（抗原情報）を細かに獲得免疫に伝える役割をしている**ことも解明されました。**自然免疫がなければ獲得免疫はまったく成立しない**といってもよいほど、お互いの協力関係は密接で強力です。

例えば、新型コロナのようなウイルスや細菌などが体内に侵入した場合、最初に働くのは《自然免疫》です。まず、マクロファージや樹状細胞がウイルスを食べ、NK細胞がウイルスに感染した細胞を破壊。また、樹状細胞などから産生されたインターフェロン（＊）がウイルスの増殖を抑制し、感染細胞の近くにいる正常細胞への感染を

＊インターフェロン：がん細胞や病原体を攻撃する代表的なサイトカイン（低分子のたんぱく質）のひとつ。

ウイルスを殺す免疫の戦略法

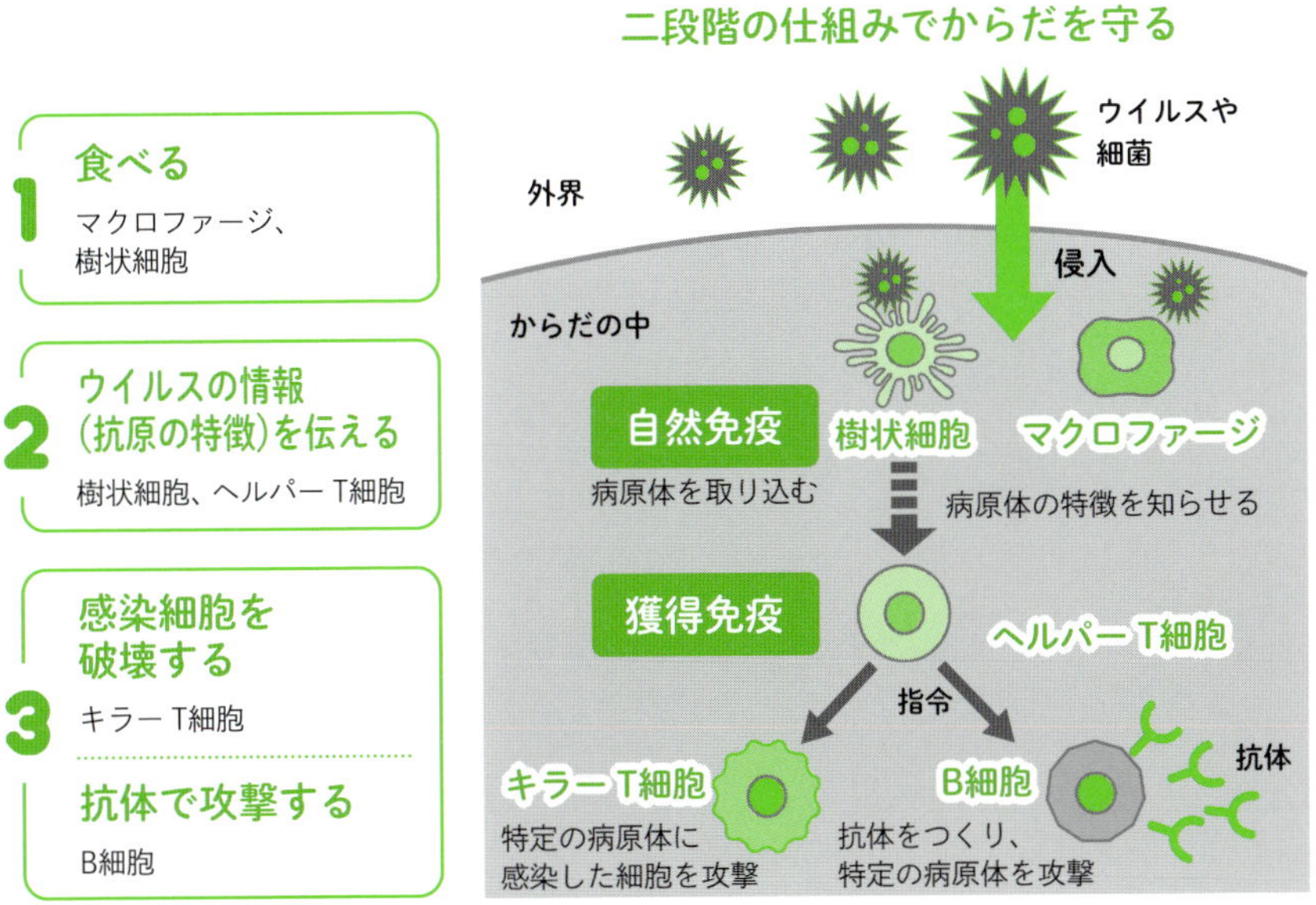

阻害します。それに引き続いて《獲得免疫》が始動します。樹状細胞がウイルスの情報（抗原の特徴）をヘルパーT細胞の抗原レセプターに提示すると、ヘルパーT細胞は獲得免疫の実行部隊であるキラーT細胞やB細胞にウイルスの情報を伝え、発動を指令します。そして、ヘルパーT細胞に指令されたキラーT細胞は新型コロナウイルスに感染した細胞を破壊してウイルスを撃退し、B細胞は新型コロナウイルスを攻撃する特異的な抗体をつくります。

免疫力が低下する理由は？
生活習慣をもう一度見直しましょう

「風邪を引きやすい」「帯状疱疹が出やすい」「お腹がくだってしまう」「口内炎になりやすい」……、日常によくあるからだの変調ですが、これらはすべて免疫力が低下すると起こりやすい症状。意外と多くのかたが悩まれているのではないでしょうか。実際、私たちの健康は想像している以上に免疫に頼っているのです。では、いったい何がきっかけで免疫力が低下してしまうのでしょうか。

免疫の低下を加速させる要因

□**加齢**（免疫力は20～30代でピーク、40歳過ぎから低下）

□**偏った食生活**

- **暴飲暴食**
- **偏食**
- **ビタミン不足**
- **鉄の過剰摂取**
- **過度のアルコール摂取**

□**ストレス**

□**過労**

□**運動不足**

□**睡眠不足**

□**喫煙**

□**からだの冷え**

□**日光に当たらない**（ビタミンD不足や不眠症の原因にもなる）

□**肥満**

□**生活習慣病**

・**高脂血症**　・**高血圧**　・**動脈硬化**　・**糖尿病**

□**有害物質**（抗生物質、食品添加物）

□**環境因子**（紫外線、排気ガス）

「老化による低下は治しようがないから……」と、ため息が聞こえてきそうですが、大丈夫です。そんな皆さんのために「いのちの野菜スープ」があります。そして免疫力を高める4つの習慣を次のページでお教えしますので、ぜひ実行してください。いつかやる、ではなく、今日からすぐにですよ。免疫力アップを実感できるはずです。

今日から始める免疫力を高める4つの習慣

❶適度な運動をする

運動には、体温が上がる、ストレス解消になる、など免疫力アップの要素が含まれています。運動をすると筋肉が熱を生み出し、血行が促進されます。**血行が促進されると**からだのすみずみまで酸素や栄養、それに**免疫細胞が巡ります**。

また、**体温が高くなると免疫細胞が活性化される**ため免疫力も高まるといわれます。少し汗をかく程度のウォーキングやヨガなどがおすすめです。

❷笑顔でポジティブ思考

「笑い」が心やからだによいことは医学的にも実証されつつあります。笑うと脳内物質の「神経ペプチド」がたくさんつくられます。神経ペプチドは血管やリンパ管を通って体内を巡り、**NK細胞を活性化**させます。私たちのからだの中では、健康な人でも一日に3000～5000個のがん細胞が生まれていますが、そのがん細胞が大きくなる前に破壊してくれるのが、50億個存在するといわれるNK細胞です。この**NK細胞を増やして、元気にすること**が、がんに負けないからだをつくります。

❸質の高い睡眠をとる

睡眠中に増える成長ホルモンは傷んだ細胞を修復します。そして細菌やウイルスを排除する**免疫力は睡眠中に強化**されます。また睡眠ホルモンのメラトニンは、胸腺に働きかけて、**免疫細胞のT細胞の生成を促して、感染症の治癒**を行わせます。

睡眠不足や不規則な生活で朝日を浴びない日常を繰り返すと、体内時計を狂わせ、心のバランスをととのえるセロトニンが分泌されなくなります。このセロトニンは夜には睡眠を促進するホルモンであるメラトニンの材料になるので、セロトニンが分泌されないのは睡眠にも大きく影響することになります。

❹栄養バランスのよい食事をとる

善玉菌を増やすなど腸内環境をととのえてくれる食材、そして免疫細胞の働きを高めてくれる食材を取り入れた食事をすること。それも**腹八分目が大切です**。常に満腹の状態が続き血糖値が高くなると、糖尿病などの生活習慣病のリスクも高まります。そのような状態になると免疫機能がうまく働かず、免疫力が低下してしまいます。

「いのちの野菜スープ」は免疫細胞を活性化させます

もう一度繰り返しになりますが、免疫には自然免疫と獲得免疫の二つがあり、この二つの免疫システムは、助け合い、それぞれが補い合う関係にあるのです。ウイルスなど異物がからだに侵入したときの免疫細胞の攻撃は、まず自然免疫の細胞がすばやく前線で闘い、次に異物の情報を収集して強い武器を持った獲得免疫の細胞（キラーT細胞とB細胞）が出動。この二段階の免疫は、実に完璧なシステムなのです。

この二つの免疫を活躍させるためには、**まず自然免疫を強化すること**が重要です。自然免疫を強化することが、獲得免疫を得ることにも繋がるからです。いい換えるなら、獲得免疫（二度なし現象）を成立させるためには自然免疫を強化することが重要なのです。

この本の主題の「いのちの野菜スープ」は、ごく身近な野菜を切って煮込むだけのシンプルなものにもかかわらず、**自然免疫・獲得免疫、その両方を活性化する力を持っています。**

「自然免疫」のほうでは、がん細胞やウイルス感染細胞を攻撃する**NK細胞**、異物を何でも貪食する**マクロファージ**や**樹状細胞**など。「獲得免疫」のほうでは、**キラーT細胞**や**ヘルパーT細胞**など。これらの免疫細胞いずれをも活性化する力があるのが「いのちの野菜スープ」なのです。

β-カロテン（にんじん、かぼちゃ）

NK細胞、T細胞、マクロファージを活性化して免疫力を高めます。また、β-カロテンは体内でビタミンAに変化して粘膜の免疫バリアを強化します。

ビタミンC（キャベツ、かぼちゃ）

インターフェロンの産生を促進し、自然免疫と獲得免疫の免疫力を強くします。また、ウイルスの増殖やがん細胞の増殖を抑えます。

免疫の暴走（過剰反応）で起こるアレルギー反応や炎症も抑える

免疫力が低下すれば、感染症やがんの発症を許すことになります。しかし、逆に**免疫が暴走すると過剰な反応が起こり、アレルギーや自己免疫疾患を発症する原因**になります。

例えば、アレルギー性鼻炎、花粉症やアトピー性疾患などのアレルギー性疾患、リウマチやSLEなどの自己免疫疾患など

免疫もアクセルに合ったブレーキが必要！

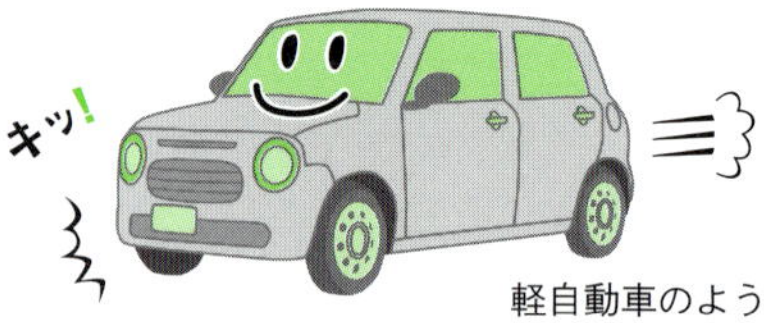

軽自動車のような
アクセルが弱いものには
軽いブレーキ

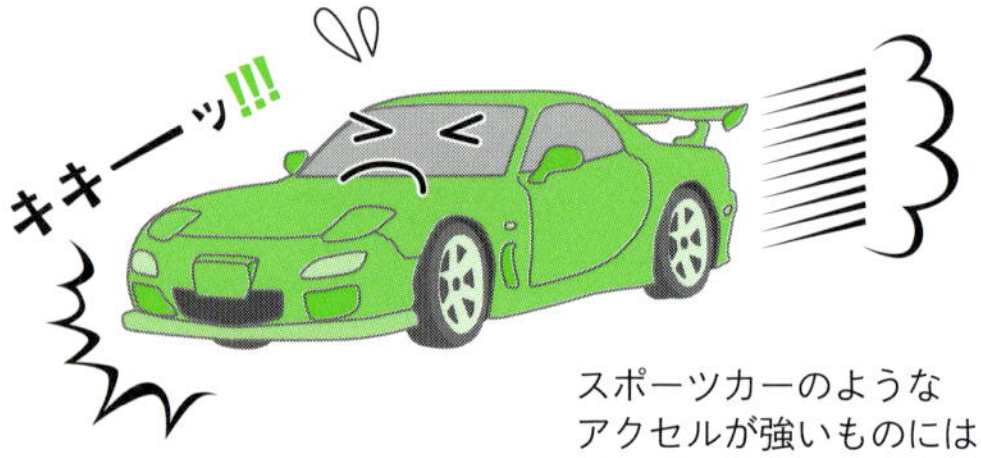

スポーツカーのような
アクセルが強いものには
強いブレーキ

は、この免疫の暴走（過剰反応）が原因で起こります。このように暴走した免疫にブレーキをかけることもまた「免疫力アップ」なのです。

「免疫力アップ」の目的は、単に免疫の攻撃力を強くすることだけではありません。

つまり、バランスのとれた免疫力アップが理想なのです。

1. 攻撃する免疫力　自然免疫と獲得免疫の攻撃力。
2. 制御する免疫力　免疫の過剰反応で起こるアレルギー、自己免疫疾患、炎症を抑える力。

この**2つの強化を両立させる**こと。それを目指したいのです。
そして**「いのちの野菜スープ」には過剰な免疫反応を抑制し、アレルギー反応や炎症を抑える作用がある**のです。
例えば、にんじんとかぼちゃに含まれるβ-カロテンは、かぼちゃに含まれるα-トコフェロール（ビタミンE）と共同作用でアレルギー反応の原因であるIgE抗体の産生を抑制します。
また、玉ねぎに含まれるケルセチンは、抗アレルギー作用（IgE抗体の産生を抑える）や抗炎症作用を持つファイトケミカルです。

「いのちの野菜スープ」にたくさん含まれる食物繊維が免疫に有用な理由

「いのちの野菜スープ」で、もうひとつ見落とせないのは、**水溶性の食物繊維**です。これは腸内細菌のエサになり、**腸管免疫を活性化して感染症を防いでくれます**。それだけでなく、水溶性の食物繊維には免疫を調節するＴｒｅｇ細胞（＊）を活性化する働きがあり、**過剰な免疫反応にブレーキをかけてくれる**ことも明らかにされています。

食物繊維は腸内細菌に食物繊維を発酵分解させて、短鎖脂肪酸をつくります。そして、腸内細菌が産生する短鎖脂肪酸のひとつである酪酸がＴｒｅｇ細胞の分化を誘導し、Ｔｒｅｇ細胞の割合を増加させるのです。つまり、食物繊維はＴｒｅｇ細胞を活性化させる最も強力な因子なのです。また、玉ねぎに含まれるケルセチンには、アレルギー反応を抑え、炎症を抑制する働きがありますが、腸管免疫におけるＴｒｅｇ細胞を活性化し、食物アレルギー体質を改善する働きも期待されています。

＊Treg細胞：制御性T細胞。T細胞の一種で免疫細胞が過剰に働くのを抑制し、アレルギー反応や炎症反応などを抑える働きを持つと考えられています。

食物繊維と腸内環境

30年ほど前まで食物繊維は食べ物のカスとして扱われ、重要視されていませんでした。現在は糖質、たんぱく質、脂質、ビタミン、ミネラルに次ぐ「第6の栄養素」として注目されています。食物繊維はほかの栄養素のように消化酵素で消化されず、大腸まで届き、腸内細菌や便の量を増やして腸内環境をととのえてくれる「難消化性成分」です。食物繊維をたくさんとるほど男女ともに総死亡リスクが低下するとされています（国立研究開発法人国立がん研究センター）。

食物繊維には、水に溶ける「水溶性食物繊維」と、水に溶けない「不溶性食物繊維」があります。「水溶性食物繊維」は水分を含むとネバネバと粘性を持ち、糖質の吸収を緩やかにし、コレステロールを吸着して体外に排出してくれます。また腸内細菌の善玉菌のエサにもなります。

一方「不溶性食物繊維」は水分を含んで膨らむことで便のかさを増し、腸の働きを促して便通をよくしてくれます。便通がよくなると便の中に溜まる悪玉菌も早く排出され、腸内環境がととのいます。

厚生労働省の「日本人の食事摂取基準」（2020年度版）によると、食物繊維は一日に女性は18g以上、男性は21g以上を摂取目標量（18〜64歳）とし、食物繊維の「不溶性と水溶性は2：1の割合でとるとよい」としています。人体は口から肛門までひとつに繋がった長い管にたとえられます。この管を通して栄養の吸収をはかり生命体を維持するのですが、腸内環境をいかにととのえるかが、健康長寿を目指す上で最重要課題になっているのです。

「いのちの野菜スープ」の効果

患者さんの声

いのちの
野菜スープを
始めると…

1. 便通がよくなった
2. 風邪を引かなくなった
3. 体重が減った
4. 血圧が下がった
5. 糖尿病が改善した
6. 脂質異常症状（高脂血症）が改善した
7. 脂肪肝や脂肪肝炎（NASH）が改善した

など、いろいろな効果を患者さんが教えてくれました

3章

からだがととのう
免疫栄養学

免疫力をととのえるには、まず食生活から変えましょう

私たちのからだは食べたものでできています。そして日々、刻々とからだの細胞は変化して、更新されていくのです。皆さんの中には、「血圧が高いから」「老化で目が見えにくいから」「人間ドックで高脂血症といわれたから」など、気になる不具合や症状があって、サプリメントやお薬を飲んでいるかたも多いと思います。しかし、私がこの本で提唱している「いのちの野菜スープ」をはじめ、日々の食事の内容を見直すことで、細菌やウイルスなど、外からの病原体（異物）の侵入を防ぎ、攻撃して病気をよせつけない免疫力が自然と備わるものなのです。

わざわざ薬やサプリメントを探すのではなく、根本的にからだをととのえる、免疫力が備わるような食生活を始めてみませんか。というと、「それには特別な食材が必要なのかしら」と心配するかたもいるかもしれませんが、使うのは「え、それでいい

の？」と思われるようなごくごく身近な食材の中に強いパワーが秘められています。

私たちがふだん口にする食材には、それぞれ栄養やすぐれた効能があります。それを意識してよく知ることで、食事の選び方も変わり、元気な毎日がおくれるのです。スーパーで買い物をするときも、ご自宅で料理をするときも、外食をするときも、機能性成分と栄養素の知識は〝基本のき〟。よりよく生きるための教養であり、武器のひとつかもしれません。

繰り返します。**「私たちのからだは食べたものでできています」。**

さあ、ここからは免疫力をアップするための、機能性成分と栄養素のお話をしていきたいと思います。**免疫力をアップしてくれるのはこの7つです。**

1. ファイトケミカル
2. 食物繊維
3. プロバイオティクス
4. 不飽和脂肪酸
5. ビタミン
6. ミネラル
7. たんぱく質

（1〜4：機能性成分／4〜7：栄養素）

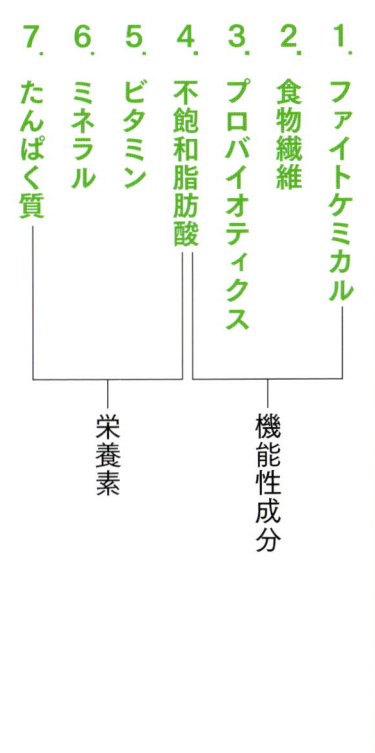

免疫力を高める機能性成分

❶ファイトケミカル

五大栄養素が持っていない働きを補う重要成分

ファイトケミカルは、植物だけしかつくることができない天然成分。私たち動物は**植物を食べることでしか、ファイトケミカルを摂取することができません**。そんなファイトケミカルが注目され出したのはごく最近のことです。

私たちは、これまで五大栄養素を中心とした栄養学を学んできました。五大栄養素とは炭水化物〈糖質〉、たんぱく質、脂質、ビタミン、ミネラル。これらはエネルギー源やからだの素材となる成分なのです。

そして今、「第6の栄養素」といわれるのが食物繊維。次いで、ファイトケミカルを「第7の栄養素」と呼ぶ人も出てきていますが、それは間違いです。なぜなら、ファイトケミカルは五大栄養素のようにからだを構成する成分やエネルギーにはならないからです。しかしながら、ファイトケミカルは生活習慣病を予防し、免疫力を高める作用などを持つ機能性成分で、五大栄養素にはない力があります。

私たちがものを食べるのは、次の3つの機能のためです。

1. 栄養としての機能 からだの構成成分になったり、生きるためのエネルギーをつくったりする機能。五大栄養素がこれを担っています。

2. 嗜好面での機能 おいしい、よい香りがするといった、食事を楽しくさせる機能です。これは五大栄養素とファイトケミカルの両方が担っています。食品の色、香り、苦み、渋みなどはファイトケミカルによって醸し出されます。

3. 生活習慣病などの病気を予防する機能 食事によってつくられる病気は、食事によって防ぎ、治すことができます。これこそがファイトケミカルの重要な働きです。

五大栄養素はからだに必要な栄養素ですが、同時に病気の原因にもなります。炭水化物の過剰摂取は肥満や糖尿病、脂質のとりすぎは高脂血症、塩分のとりすぎは高血圧の原因になります。一方で、**病気を予防し、治すのはファイトケミカルです。**その機能も抗酸化力のあるもの、免疫力を高めるもの、血管の老化を防ぐもの、がんを予防するもの、アレルギーを抑えるもの、美容によいもの、眼を健康にするものなど、多様です。次のページから、それらを個別に見ていきましょう。

ファイトケミカルには6つのグループがあります

ファイトケミカルは大きく次の6つに分類されます。

1．抗酸化物質のポリフェノール

よく知られているポリフェノールは赤ワインやブルーベリーなどに含まれるアントシアニン、大豆に含まれるイソフラボン、緑茶に含まれるカテキンなどです。

2．野菜の辛みやにおいの成分のイオウ化合物

わさびやキャベツ、大根、ブロッコリーなどに含まれる辛み成分のイソチオシアネート。にんにくや長ねぎなどのにおい成分はシステインスルホキシドと呼ばれています。

3．色素成分のカロテノイド類

α-カロテンやβ-カロテン、β-クリプトキサンチン、ルテイン、ゼアキサンチン

は黄色。リコペン、アスタキサンチン、カプサンチンは赤色。フコキサンチンは黒色のカロテノイドです。

4. 多糖類に分類される糖関連物質

きのこに含まれるβ-グルカン、フコイダン、ペクチンが糖関連物質です。抗がん作用や免疫力強化作用で話題になりました。

5. アミノ酸関連物質

タウリンやグルタチオン、キャベジンなどがアミノ酸関連物質です。

6. 柑橘類などの苦み成分や香気成分

バナナに含まれるオイゲノール、柑橘類に含まれるリモネンなどがあります。

ファイトケミカルは栄養素ではなく「非栄養素」ですが、五大栄養素などがエネルギーをつくるときに発生する活性酸素を無毒化したり、免疫のバランスを調整したり、発がんを抑えたり、非常に重要な働きをする機能性成分です。ファイトケミカルは**からだのさまざまな機能を調整し、病気と闘う力を高める働き**があります。ファイトケミカルには**多くの現代人が抱える病気を予防・改善する、素晴らしい力**が備わっているのです。

生活習慣病を予防するファイトケミカルの抗酸化作用

太ってお腹回りのサイズが大きくなったり血圧が高めになったりして、「生活習慣病に注意してください」と人間ドックでいわれたことはありませんか。

少し前まで成人病と呼ばれていたのが生活習慣病です。心臓病、高血圧、糖尿病、脂質異常症などがよく知られていますが、肥満やがんも生活習慣病の仲間です。生活習慣病は食生活や運動、睡眠などの生活習慣の乱れが原因となって起こることから、その病名がつけられました。

生活習慣が乱れると、からだの中に有害な活性酸素が大量発生します。有害活性酸素の代表選手はスーパーオキシドやヒドロキシルラジカルですが、これらの**活性酸素を無毒化する働きが抗酸化作用**です。

抗酸化力の強いファイトケミカル

フラボノイド系ポリフェノール	赤ワイン 紫いも 赤しそ いちご	アントシアニン
	クランベリー ぶどうの種子	プロアントシアニジン
	緑茶	カテキン
非フラボノイド系ポリフェノール	ごま	リグナン　＊セサミンなどの総称
カロテノイド	にんじん	α-カロテン β-カロテン
	かぼちゃ	β-カロテン
	トマト すいか	リコペン
イオウ化合物（システインスルホキシド類）	にんにく	アリシン アホエン
	玉ねぎ 長ねぎ	イソアリシン
	にら	メチイン

有害物資を無毒化する
ファイトケミカルのデトックス効果

食品添加物や農薬、排気ガスなど、からだに侵入した有害物質（生体異物）は体外に排泄することが大切です。そのシステムは有害物質をまず無毒化し、排出すべきものを水に溶けやすくする、そして不要なものを汗や尿や便を通して排泄する、この一連の工程が「デトックス」です。**デトックスには「解毒」と「排泄」の両方の意味があるのです。**人体最大の臓器である肝臓はデトックスの最も〝上流〟に位置し、根源的な役割を担います。からだの〝毒消し〟ともいえる肝臓のデトックスは①第1相反応の酵素による薬理作用のストップ、②第2相反応の酵素により水に溶けやすい形に変換、という二段階のステップでそれぞれ別の酵素が作用します。解毒酵素の作用は有害物質が大量に入ってくると、処理能力が追いつかなくなります。この肝臓の解毒力をサポートするのが次のページの表にあるファイトケミカルです。

解毒酵素を活性化するファイトケミカル

フラボノイド系ポリフェノール	セロリ	セダノライド
非フラボノイド系ポリフェノール	うこん カレー粉	クルクミン
イオウ化合物（イソチオシアネート類）	ブロッコリー	スルフォラファン
	キャベツ	ベンジルイソチオシアネート フェネチルイソチオシアネート
	大根 わさび	アリルイソチオシアネート
イオウ化合物（システインスルホキシド類）	にんにく	ジアリルジスルフィド ジアリルトリスルフィド
アミノ酸関連物質	アスパラガス	グルタチオン

風邪を引きにくいからだに。ファイトケミカルの免疫力アップ効果

免疫力が落ちると風邪を引きやすくなりますね。風邪は万病のもと。免疫力を担うのは、白血球の中のリンパ球、顆粒球と呼ばれる免疫細胞。これらが減少したり元気がなかったりすると、からだの不調が起こります。そんな免疫力をアップしてくれるのがファイトケミカルです。また食べ物や花粉、ダニなどに対して**免疫が過剰に働いて起こるアレルギー症状**や、自分自身に対する攻撃力が強くなって生じる**自己免疫疾患**など、免疫のバランスが崩れることで起こる諸症状もファイトケミカルが抑えてくれます。

ファイトケミカルの免疫機能に対する作用には次の二つが挙げられます。

1. 病原体やがん細胞などと闘う免疫細胞を強化して、攻撃力を増強する作用

2. 暴走した免疫を抑制し、アレルギー反応や炎症を抑える力を強化する作用

免疫細胞を強化して攻撃力を増強するファイトケミカル

非フラボノイド系ポリフェノール	しょうが	ジンゲロール	白血球数を増やして、攻撃力を高める
イオウ化合物	にんにく	アリシン	NK細胞＊1を活性化する
カロテノイド	にんじん かぼちゃ	β-カロテン	NK細胞・Tリンパ球・貪食細胞を活性化
糖関連物質	きのこ類	β-グルカン	NK細胞・樹状細胞＊2を活性化
	海藻類	フコイダン	
香気成分	バナナ	オイゲノール	白血球数を増やす

＊1　NK細胞：ナチュラルキラー細胞。感染やストレスなどで傷んだ細胞やがん細胞を壊す免疫細胞。
＊2　樹状細胞：病原体を食べる食細胞であり、病原体の情報を免疫の二次部隊に繋ぐ免疫細胞。

アレルギーや炎症を抑えるファイトケミカル

フラボノイド系ポリフェノール	玉ねぎ	ケルセチン	抗アレルギー作用：IgE*の産生を抑える 抗炎症作用：サイトカインやプロスタグランジンの産生を抑制
	ピーマン	ルテオリン	抗アレルギー作用、抗炎症作用：ロイコトリエンの産生を抑制
	柚子やみかんの皮の白い部分	ヘスペリジン	抗アレルギー作用、抗ウイルス作用
	クランベリー ぶどうの種子	プロアントシアニジン	抗アレルギー作用、炎症を軽減
非フラボノイド系ポリフェノール	しょうが	ジンゲロール	抗アレルギー作用、抗炎症作用

＊IgE：血液や体液中にあって、病原体と闘う抗体である免疫グロブリンの一種。マスト細胞と結合し、さまざまな症状を引き起こす。血中IgEの値が高いほどアレルギーが強いと判断される。

発がんの原因をリセットしてくれるファイトケミカルのがん抑制作用

私たちのからだをつくる細胞はある程度分裂して増えると、その役目を終えて自然死（アポトーシス）するようにプログラムされています。そして細胞が分裂するときは遺伝子情報が次々とコピーされて増えていきますが、**何らかの原因で遺伝子がコピーミスを起こす**ことがあります。このコピーミスによる異常細胞は毎日5000〜6000個も生まれ、**がん細胞のもと**になります。活性酸素や発がん物質などが引き金となり、アポトーシスを誘導する遺伝子がコピーミスを起こすと、がん細胞が増え続けてしまいます。免疫力の低下も発がん要因となっていると考えられています。こうした**リスクをリセットする**のもファイトケミカルなのです。

ファイトケミカルは①遺伝子の傷を防ぐ抗酸化作用、②デトックス作用、③免疫力アップ作用、④がんを直接抑制する作用——などでがんを防ぎます。

抗酸化作用で遺伝子の傷を防ぐファイトケミカル

フラボノイド系ポリフェノール	赤ワイン 紫いも 赤しそ	アントシアニン
	大豆	イソフラボン
	玉ねぎ	ケルセチン
	にら ブロッコリー	ケンペロール
	緑茶	カテキン
非フラボノイド系ポリフェノール	ごま	セサミン
	珈琲	クロロゲン酸
	米ぬか 玄米 珈琲	フェルラ酸
	赤ワイン	レスベラトロール
カロテノイド	にんじん	α-カロテン
	にんじん かぼちゃ	β-カロテン
	温州みかん	β-クリプトキサンチン
	トマト すいか	リコペン
	ひじき	フコキサンチン

デトックス作用で発がんを防ぐファイトケミカル

フラボノイド系 ポリフェノール	セロリ	セダノライド
非フラボノイド系 ポリフェノール	うこん カレー粉	クルクミン
イオウ化合物 （イソチオシアネート類）	ブロッコリー	スルフォラファン
	キャベツ	ベンジルイソチオシアネート フェネチルイソチオシアネート
	大根 わさび	アリルイソチオシアネート
イオウ化合物 （システインスルホキシド類）	にんにく	ジアリルジスルフィド ジアリルトリスルフィド
アミノ酸関連物質	アスパラガス	グルタチオン

がんを攻撃する免疫力をアップするファイトケミカル

非フラボノイド系 ポリフェノール	しょうが	ジンゲロール	白血球数を増やして 攻撃力を高める
イオウ化合物 （システインスルホキシド類）	にんにく	アリシン	NK細胞を活性化する
カロテノイド	にんじん かぼちゃ	β-カロテン	NK細胞・Tリンパ球・貪食細胞を 活性化、ビタミンAが粘膜を守る
糖関連物質	きのこ類	β-グルカン	NK細胞や樹状細胞を活性化して がんを攻撃
	海藻類	フコイダン	NK細胞を活性化して がん細胞を攻撃
香気成分	バナナ	オイゲノール	白血球数を増やして、 貪食細胞を活性化する

がんを直接抑制し、自然死に追い込むファイトケミカル

がん細胞の増殖を抑えるファイトケミカル

フラボノイド系ポリフェノール	大豆	イソフラボン	乳がんや前立腺がんの成長を抑制する
	玉ねぎ	ケルセチン	がん細胞の増殖を抑える
	緑茶	カテキン	
	紅茶	テアフラビン	
カロテノイド	トマト すいか	リコペン	前立腺がんや肺がんの増殖を抑える
	ひじき	フコキサンチン	がん細胞の増殖を抑える

がん細胞のアポトーシス（自然死）を誘導するファイトケミカル

イオウ化合物（イソチオシアネート類）	白菜	ジインドリルメタン	がん細胞のアポトーシス（自然死）誘導
	キャベツ	ベンジルイソチオシアネート	
	わさび	ワサビイソチオシアネート	
イオウ化合物（システインスルホキシド類）	にんにく	アリシン アホエン ジアリルジスルフィド	がん細胞の分裂の停止作用、がん細胞のアポトーシス誘導

動脈硬化を予防するファイトケミカルと血液サラサラ効果

シニア層の病気で亡くなるかたの原因（*）の第一位は「がん」。そして「心疾患」「脳血管疾患」と続きます。二位も三位も、**血管障害、血流障害が原因で起こる病気**です。血圧が高かったり中性脂肪やコレステロールが多すぎたり、さらには不規則な生活を続けることで、悪玉コレステロールが酸化され、アテローム性プラーク（血管壁にできるコレステロールの塊）を形成して動脈硬化を起こし、その結果、血栓ができて脳や心臓の血管に詰まり、脳梗塞や心筋梗塞などの命に関わる病気を引き起こすのです。

ファイトケミカルはこうした症状を未然に防ぎます。血栓は血液の塊、血液を凝固させなければ血管に詰まることはありません。ファイトケミカルは血液を凝固させる血小板の働きを抑え、血液をサラサラにします。また、血管内の悪玉コレステロールの酸化を防ぎ、血管壁にプラークが形成されないようにする作用があります。

＊厚生労働省「令和５年人口動態統計月報年計の概況」の55 ～ 84歳。

悪玉コレステロールの酸化を防ぐファイトケミカル

フラボノイド系ポリフェノール	赤ワイン	アントシアニン
	紅茶	テアフラビン
非フラボノイド系ポリフェノール	ごま	セサミン セサモリン
	ごま油	セラミノール セサモール
	珈琲 赤ワイン	クロロゲン酸 レスベラトロール
イオウ化合物（システインスルホキシド類）	にんにく	アリシン
カロテノイド	にんじん かぼちゃ	β-カロテン
	温州みかん	β-クリプトキサンチン
	トマト	リコペン

血液をサラサラにするファイトケミカル

フラボノイド系ポリフェノール	玉ねぎ	ケルセチン
	赤ワイン	アントシアニン
	そば	ルチン
イオウ化合物（イソチオシアネート類）	大根 わさび	アリルイソチオシアネート
	キャベツ	ベンジルイソチオシアネート フェネチルイソチオシアネート
イオウ化合物（システインスルホキシド類）	にんにく	ジアリルトリスルフィド メチルアリルトリスルフィド アホエン ジチイン

脂肪を燃やし代謝を促す
ファイトケミカルのダイエット効果

「最近、どうも体重は増加の一途。年齢とともに代謝が悪くなったから痩せにくい」など、よくいわれますね。この代謝とは何でしょうか？

私たちは心臓を動かしたり、呼吸をしたり、人として生きていくためにエネルギーを使います。そのエネルギーは車にガソリンが必要なように、食べ物としてからだの中に取り込みます。エネルギー量は、カロリーという単位で表します。

一日、何もしないでいても必要な最低限の消費カロリーを「基礎代謝」といいます。実際には歩いたり階段をのぼったりと、それなりに運動をしますので、エネルギーはもっと必要になります。

そしてそれらすべてをひっくるめて、必要なエネルギー量より多くエネルギーを摂取すると、余分なエネルギーが脂肪となって蓄積されます。これが「太る」ということ。逆に摂取したエネルギーより消費するエネルギーのほうが多ければ、からだに蓄えていた脂肪が分解されてエネルギーとなり「痩せる」ということになるわけです。

ダイエット効果のあるファイトケミカルにはこのメカニズムをサポートする成分が含まれています。唐辛子の辛み成分カプサイシン、しょうがの辛み成分ジンゲロール、にんにくの香気成分アリシンなどは、代謝を高めて、体脂肪の燃焼を促します。

そして最近ではトマトに含まれる13－oxo－ODAというファイトケミカルが、脂肪を代謝する酵素を活性化する遺伝子のスイッチを〝オン〟にすることもわかってきました。ファイトケミカルは中高年の大敵、**中性脂肪の数値を下げたり、脂肪肝を改善したりすることにも有効**なのです。もちろん適度な運動もぜひ習慣にしてください。

ダイエット効果のあるファイトケミカル

唐辛子	カプサイシン	辛み成分カプサイシンは副腎からのアドレナリンの分泌を促進し、代謝を高め、体脂肪の燃焼を促す
しょうが	ジンゲロール	しょうがの辛み成分ジンゲロールは交感神経を活性化して代謝を高め、体脂肪の燃焼を促す
にんにく	アリシン	香気成分であるアリシンがビタミンB_1と結合したアリチアミンや、アリシンが2つ以上結合したジアリルジスルフィドはノルアドレナリンの分泌を誘導して、中性脂肪を燃焼、体脂肪を減らす
トマト	13-oxo-ODA（13−オキソー9,11−オクタデカジエン酸）	脂肪代謝の酵素を活性化する遺伝子のスイッチをオンにする働きがあり、中性脂肪の数値を下げ、脂肪肝の改善にも有効との報告がある

脳や眼、骨の老化を防ぐ
ファイトケミカルのアンチエイジング効果

老いはだれにもやってくるものですが、同じ年齢なのに、肌つやがよく頭の回転も速い人もいれば、すっかり老けた人もいます。この違いはなぜ起きるのでしょう……。**老化とは細胞がダメージを受け続け、再生（細胞の分裂）が止まることで起きます。その理由のひとつは「細胞の酸化」です。**体内に取り込まれた酸素の一部が変化してできる「活性酸素」が、脂質と結合して細胞を酸化させます。酸化は細胞にダメージを与え、皮膚の場合は真皮のコラーゲンを硬くして弾力を失わせ、老化を早めます。ファイトケミカルの抗酸化作用は、からだの酸化を防いで、老化を遅らせます。また、デトックス作用はからだの内側から老化を防ぎます。さらに、血液サラサラ作用と動脈硬化予防作用は血管の老化を防ぎます。ほかにもファイトケミカルには脳、眼、骨などさまざまなからだの部分の老化を防ぐアンチエイジング作用もあります。

脳の老化を防ぐファイトケミカル

フラボノイド系ポリフェノール	いちご	フィセチン	記憶力を高め、アルツハイマー病の発症を予防
	紅茶	テアフラビン	加齢に伴う認知症を予防
非フラボノイド系ポリフェノール	赤ワイン	レスベラトロール	認知症やアルツハイマー病のリスクを低下
	ローズマリー	カルノシン酸	記憶力を改善し、脳虚血による神経細胞死を予防
	玄米 珈琲	フェルラ酸	アルツハイマー型認知症を改善

眼の老化を防ぐファイトケミカル

フラボノイド系ポリフェノール	ブルーベリー	アントシアニン	網膜に存在するロドプシンという光を感知するたんぱくの再合成に関与し、暗順応を改善
カロテノイド	ほうれん草	ルテイン	加齢性網膜黄斑変性症や白内障を改善
	とうもろこし	ゼアキサンチン	
	温州みかん	β-クリプトキサンチン	老化による視力低下を予防

骨の老化を防ぐファイトケミカル

フラボノイド系ポリフェノール	大豆	イソフラボン	骨粗鬆症の予防作用
	ブロッコリー 緑茶	ケンペロール	

自律神経のバランスをととのえるファイトケミカルのストレス緩和作用

ストレスとは「外部からの刺激によって自分の心やからだに負荷がかかり、歪みが生じた状態、また嫌なことを我慢し続けることで処理されない感情が蓄積している状態」です。ストレスによって自律神経が乱れると、ホルモンバランスが崩れたり、代謝が悪くなったり、イライラしやすくなったりします。それが積み重なると胃潰瘍、胃がん、過敏性腸症候群、心身症、うつ病など、多くの病気を引き起こすこともあります。ファイトケミカルの中には、ストレス緩和に効果のあるものがいくつかあります。

ストレスを緩和するファイトケミカル

みょうが	α-ピネン	大脳皮質を刺激することでストレスを緩和する
カモミール	シネオール	安眠を促す
パセリ セロリ	アピイン	過敏な神経を和らげる神経の鎮静作用、抗不安作用、精神安定作用
セロリ	セダノライド	抗炎症作用があり、頭痛を和らげる

ファイトケミカルのまとめ

1 ファイトケミカルは植物がつくり出す天然の機能性成分

抗酸化作用、有害物質の解毒、免疫力強化、発がん抑制など、大切な働きを担う機能性成分

2 ファイトケミカルは からだを守るスーパーヒーロー

ファイトケミカルは五大栄養素（糖質・たんぱく質・脂質・ビタミン・ミネラル）に匹敵するほどの重要な「からだを守る」機能を持つ

3 ファイトケミカルの 6つのグループ

①ポリフェノール　②イオウ化合物
③カロテノイド類　④糖関連物質
⑤アミノ酸関連物質　⑥香気成分

3 ファイトケミカルの主な機能

- 抗酸化作用
- デトックス効果
- 免疫力アップ効果
- がん抑制作用
- 血液サラサラ効果
- ダイエット効果
- アンチエイジング効果
- ストレス緩和作用

免疫力を高める機能性成分

❷ 食物繊維

全身をつかさどる腸管免疫を活性化する

食物繊維には糖やコレステロール、塩化ナトリウム（食塩）の吸収を抑え、糖尿病や高脂血症、高血圧、肥満を防ぎ、生活習慣病を予防する効果や便秘を改善する働きがあります。そしてこれらの作用のほかに、食物繊維には「免疫力をアップする作用」もあるのです。

食物繊維には水に溶ける「水溶性」と、水に溶けない「不溶性」の二つがありますが、特に水溶性の食物繊維は腸内細菌のエサになり、善玉菌を増やし、腸管免疫を活性化して感染症を防ぎます。**腸は全身の免疫システムの重要拠点**なのです。

また、食物繊維には免疫を調整する「制御性T細胞（Ｔｒｅｇ細胞）」を活性化する働きがあり、これによりアレルギーなどを引き起こす過剰な免疫反応は抑えられます。

腸内細菌は食物繊維を発酵分解させて、短鎖脂肪酸をつくります。その中でも腸内細菌の酪酸菌が産生する「酪酸」が、制御性T細胞を活性化させると考えられています。

最近の研究で、この**酪酸菌を多く持つ人は新型コロナウイルス感染症が重症化しにくい**ということがわかってきています。また、もうひとつ、**酪酸菌は長寿の人の腸内フローラに多い**ということも発表され、注目が集まっています。京都府・京丹後市は百歳以上の割合が全国平均の約3倍という超長寿エリアですが、その京丹後市の高齢者の腸内フローラの調査によると酪酸産生菌が非常に多く、それを育んでいるのが土地独自の食文化であろうというのです。大学と病院による「京丹後長寿コホート研究(*)」が行われ、京丹後市健康長寿福祉部健康推進課がまとめた冊子『百寿人生のレシピ』には、食物繊維に富んだ郷土食の実態やレシピが寄稿され、長寿型腸内フローラの形成への示唆に富んでいます。ずいきや芋づるなどの山のもの、アカモクやわかめなどの海のものなど、滋味深い食材が郷土食としてよく食べられています。

免疫の観点からも注目される「酪酸菌」。免疫力をアップするためには、腸管細菌を豊かに育むための食物繊維が必要ですが、どのような食物繊維が酪酸菌を育むのか、「育菌」に食が果たす重要性を改めて浮き彫りにしていると思います。

*京都府立医科大学と京丹後市立弥栄病院の共同研究（2017～2032年の長期計画で、丹後地域の65歳以上の1000人を健康調査し経過観察するもの）。

免疫力を高める機能性成分

③プロバイオティクス

腸内フローラのバランスをととのえる微生物

「プロバイオティクス」とは、共生を意味するプロバイオシス（probiosis＝《pro：共に》＋《biosis：生きる》）が語源で、具体的には乳酸菌やビフィズス菌、酪酸菌など、「腸内フローラのバランスを改善することによって、宿主の健康に好影響を与える微生物」をプロバイオティクスと呼びます。プロバイオティクスの効果は便秘や下痢症の改善もあれば、**免疫機能に働きかけたり、感染防御、アレルギー抑制、抗腫瘍作用、動脈硬化予防**などもあります。

さてここからは腸内フローラのお話をしましょう。個人差はありますが、私たちのからだには腸内細菌が約1000種類、100兆〜1000兆個います。その量は男性で約2kg、女性で約2・5kgともいわれています。私たちの腸内、特に小腸から大腸にかけては、多種多様な細菌が菌種ごとの塊となって腸の壁にびっしりと棲みついています。腸内細菌はからだによい働きをする「善玉菌」、悪い働きをする「悪玉菌」、どちらにも属さない「日和見菌《ひよりみ》」に大別され、バランスをとりながら腸内環境をととのえています。**その様子が多彩な植物が群生する「お花畑（フローラ）」をイメージさせることから「腸内フローラ」**と呼ばれています。

ヨーグルトには乳酸菌やビフィズス菌といった善玉菌がたくさん含まれていて、腸内環境をととのえ免疫細胞を元気にします。オリゴ糖はビフィズス菌など善玉菌のエサになりその数を増やすので、バナナなどオリゴ糖を豊富に含む食べ物と一緒にとると免疫力を高めてくれます。ヨーグルトの乳酸菌には、胃酸や胆汁酸などで死滅するものと、生きたまま腸に達するものがあり、生きて腸にたどり着いた菌は腸内環境を良好にととのえるとされています。私はヨーグルトは栄養面では良質なたんぱく質という観点から評価しています。牛乳よりも濃度があり、吸収されやすいからです。

腸内細菌で免疫機能を活発化させるのは酪酸菌です。酪酸菌は酪酸を産生し、バイエル板での制御性T細胞（Treg細胞）の分化を促進、全身の免疫機能を調節します。また長寿型腸内フローラの生成や、インフルエンザや新型コロナなどのウイルス感染症の防御にも関連しています。

免疫力を高める機能性を有する栄養素

④不飽和脂肪酸

魚介はアレルギー症状やがんも緩和してくれる

「脂質」はたんぱく質、炭水化物と並ぶ三大栄養素。脂質は私たちの体内で、中性脂肪やリン脂質、コレステロールとして存在し、生命活動に必要なエネルギー源として、また細胞膜の構成成分として働きます。脂質を構成する「不飽和脂肪酸」の中でも機能性を持つものとして、多価不飽和脂肪酸の「オメガ3系脂肪酸」と一価不飽和脂肪酸の「オメガ9系脂肪酸」があり、免疫力をアップしてくれます。具体的には**オメガ3系脂肪酸であるEPA、DHA、α-リノレン酸、オメガ9系脂肪酸のオレイン酸の摂取**が重要になってきます。

ＥＰＡ（エイコサペンタエン酸）とＤＨＡ（ドコサヘキサエン酸）は、青魚などに豊富に含まれ、血液をサラサラにして脳梗塞などを予防する成分です。そして、近年これらのＥＰＡやＤＨＡに花粉症やアトピーなどのアレルギーの症状を緩和する作用があることが注目されているのです。

一方で、一般的な植物油やマーガリンなどに含まれるオメガ6系の不飽和脂肪酸(リノール酸、γ-リノレン酸、アラキドン酸など)は必須脂肪酸ですが、過剰に摂取すると炎症メディエーター(*)を産生し、炎症や動脈硬化などの原因にもなります。

EPAやDHAは、炎症メディエーターを産生するオメガ6系脂肪酸と拮抗し、炎症反応を抑制します。EPAやDHAからは抗炎症性代謝物(レゾルビン、プロテクチン)なども産生され、これらも炎症の抑制に大きく関わっています。

EPAは**さんま、うなぎ、本まぐろのトロ、ぶり、にしん、まいわし**に多く含まれ、DHAは**本まぐろのトロ、さんま、ぶり、うなぎ、まさば**に多く含まれます。

また、オメガ3系脂肪酸のα-リノレン酸にもEPAやDHAと同じような作用があるとされ、**エゴマ油、アマニ油、くるみ**に含まれます。

オメガ9系脂肪酸のオレイン酸も、免疫力アップに働きかけます。オレイン酸は**オリーブ油、なたね油、米油**などの植物油に多く含まれており、特にオリーブ油は特徴的なポリフェノールをさまざま持っています。オリーブ油は地中海型食生活の中心を成すものですが、南イタリアの長寿村などの例からも腸管免疫に大きく関連していると考えられています。

*体内で炎症反応を起こしたり維持したりする内因性の化学物質の総称を炎症メディエーターという。

免疫力を高める栄養素

⑤ビタミン

免疫細胞を健やかに保ち、再生・成長に必要

ビタミンA

● 目、呼吸器、消化管、尿生殖器の粘液細胞や皮膚などの免疫バリアを健康に保ち、感染症を予防します。免疫細胞の機能維持に必要です。**レバー、うなぎ、ぎんだら、ほたるいか**などに含まれ、**にんじん、かぼちゃ**に多いβ-カロテンなどのカロテノイド類は体内でビタミンAに変換されます。

ビタミンB1

● 糖質を分解する酵素を助け、エネルギーに変えます。腸のバイエル板の免疫細胞の維持に重要。ビタミンB1不足になるとバイエル板が小さくなって生体の防衛機能が弱くなり、感染症にかかりやすくなります。**豚肉、米ぬか、小麦、うなぎ、海苔、枝豆**などに含まれます。

ビタミンB2

● 細胞の再生や成長を促進し、粘膜の保護作用があります。またグルタチオン還元酵素を補う酵素として働き、活性酵素や過酸化脂質の分解反応を助けます。**レバー、海苔、干ししいたけ、モロヘイヤ、卵、ぶり、しいたけ、納豆**などに含まれます。

ビタミンB6

● アミノ酸とたんぱく質の代謝・合成に必要なビタミン。サイトカインや抗体の産生にも不可欠です。**鶏肉（ささみ・ひき肉）、にんにく、かつお、鮭、まさば、まぐろ（赤身）、ぶり、ごま、そば粉、赤パプリカ**などに含まれます。

ビタミンC

● 抗酸化作用により好中球、マクロファージ、リンパ球などの免疫細胞の活性を維持。インターフェロンの産出を促します。**アセロラ（ジュース）、パセリ、緑茶、海苔、ピーマン、芽キャベツ、ブロッコリー、唐辛子、しょうが、すだち、白菜、かぶ**など。

ビタミンD

● 抗菌性ペプチド産出に関与。**乾燥きくらげ、まいわし、鮭、干ししいたけ**など。

ビタミンE

● 活性酸素を消去して免疫力をアップします。**ひまわり油、べにばな油、米ぬか油、アーモンド、大豆、たらこ、はまち、まさば、まいわし**などに含まれます。

付記：このほか、過剰な免疫を抑える制御性T細胞に必要な葉酸、炎症を緩和するビオチンも重要。

免疫力を高める栄養素

⑥ミネラル

大切なのは亜鉛・セレン・鉄の3つ

ミネラルは人のからだに微量に存在する栄養素です。からだで必要なミネラルの量はわずかですが、体内で合成できないため食べ物から摂取することが必要です（＊）。

免疫力に関与する3つのミネラルを挙げます。

●亜鉛

亜鉛は主に筋肉と骨中に含まれますが、皮膚、肝臓、膵臓、前立腺などにも存在し、数百におよぶ酵素たんぱく質の構成要素として、体内のさまざまな反応に関与します。免疫力（自然免疫と獲得免疫）の維持、細胞の再生、抗酸化作用、外傷の治癒、味覚障害防止に効果を発揮します。自然免疫ではＮＫ細胞の細胞傷害機能、好中球やマクロファージの貪食活性を維持します。一方で獲得免疫のＴ細胞機能も改善します。**牡蛎、牛もも赤身肉、松の実、抹茶、ごま、煮干し、海苔**などに含まれます。

● セレン

セレンは肝臓や腎臓に含まれ、抗酸化作用で組織細胞の劣化を防いでいます。また胃、下垂体、肝臓にも含まれます。グルタチオンペルオキシダーゼなどの抗酸化酵素に必須の元素で、抗酸化機能を保つために重要です。欠乏すると酸化ストレスが増大し、自然免疫や獲得免疫（抗体産生と細胞性免疫）を低下させます。**かつお節、まがれい、たらこ、まぐろ（赤身）、まさば、ぶり、まあじ、卵黄、まいわし**などに含まれます。

● 鉄

鉄分はからだの中に約3gあるといわれ、そのうち約65％は血液中のヘモグロビンの構成成分で、酸素を運搬します。鉄の欠乏は免疫応答に悪影響を与える一方で、鉄の過剰状態ではマクロファージの貪食機能や、サイトカインの産生、T細胞やB細胞の機能を低下させます。鉄は動物性食品から摂取するヘム鉄、植物性食品から摂取する非ヘム鉄があり、ヘム鉄のほうが吸収率がよく、非ヘム鉄はビタミンCと一緒にとると吸収率がアップします。**レバー、乾燥きくらげ、レンズ豆、しじみ、凍り豆腐、納豆、あさり、菜の花、小松菜、枝豆、水菜、そら豆**などに含まれます。

＊ミネラルは不足した場合のみならず摂取過剰による体調不良にも注意が必要。

免疫力を高める栄養素

7 たんぱく質

肉も魚も豆も…良質のたんぱく質をバランスよく

たんぱく質はアミノ酸に分解されて、吸収された後、からだに必要なたんぱく質に再合成されます。私たちのからだの中には数万種類ものたんぱく質があり、それぞれが異なる役割を持っています。酵素やホルモンとして代謝やからだの機能を調節するもの、ヘモグロビンやトランスフェリンなど物質の輸送に関与するもの、γ-グロブリンなど免疫に関与するもの、アクチンやミオシンなどからだを構成するものなど、どれも生きていくためには欠かすことのできないものです。

この**たんぱく質の摂取はシニア層の食生活で近年、大変重要視されています**。皆さんは〝フレイル〟という言葉を聞いたことがありますか？　わかりやすくいえば「加齢により心身が老い衰えた状態」のことで、人生100年の高齢化社会にあって注目度急上昇のキーワードです。左の5項目（*）をご自身でチェックしてみてください。

*2020年改訂日本版CHS基準（J-CHS基準）。

□**体重減少**　6か月で2kg以上の（意図しない）体重減少
□**疲労感**　（ここ2週間）わけもなく疲れたような感じがする
□**歩行速度**　通常歩行速度：1・0m／秒以下
□**筋力低下**　握力：男性28kg以下、女性18kg以下
□**身体活動**　①軽い運動・体操をしていますか？　②定期な運動・スポーツをしていますか？　①②いずれも「週に1回もしていない」と回答

3項目以上該当するとフレイル、1または2項目だけの場合は前段階であるプレフレイルです。フレイルに至ると病気にかかりやすく、こじらせて入院するなど、ストレスに弱い状態となり、死亡率も上昇します。**フレイル予防のために積極的に摂取したい栄養素がまずたんぱく質、次いでビタミンD、カルシウム**なのです。たんぱく質は骨格筋量や筋力などに大きく影響し、摂取量とフレイルのリスク低下との関連が見られることもわかってきています。また、たんぱく質を構成するアミノ酸は神経伝達物質やビタミンなどの生理活性物質の前駆体としても働き、免疫に関与します。

たんぱく質源は①肉類、②魚介類、③乳製品、④豆類、⑤卵、に大別されますが、良質なたんぱく質を**少しずつ多種類、そして毎食とることが大切**です。朝食のたんぱく質摂取が特に重要です。大豆製品の納豆や豆腐・厚揚げ、ヨーグルトもおすすめです。

デザイナーフーズという考え方

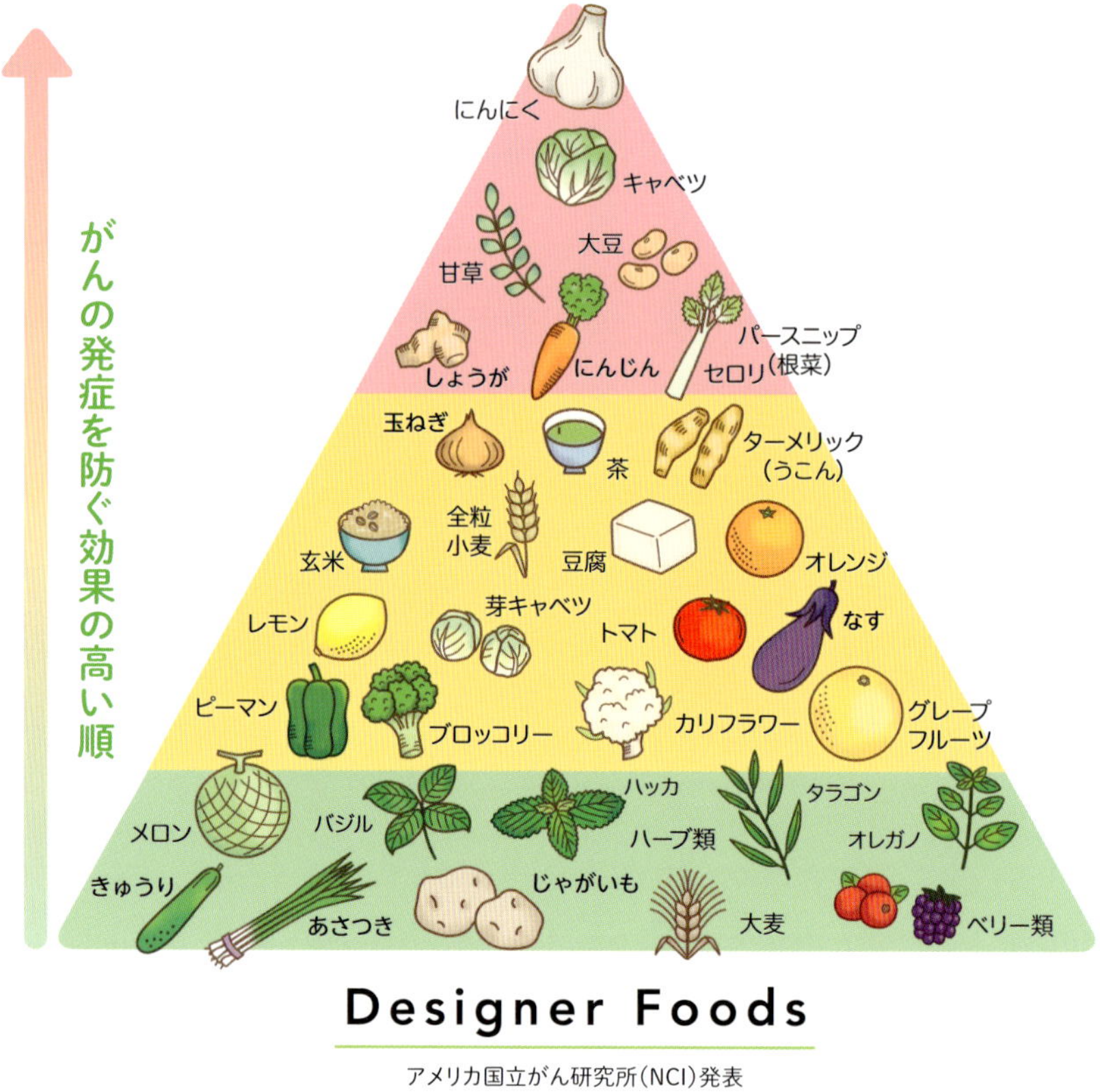

野菜の有用性が明らかにされた
デザイナーフーズ・リスト

1990年にアメリカ国立がん研究所（NCI）が行った調査で、どのような植物性食品を取り入れると、がんの発症を防ぐことができるかを調べ、有効な数千の食材の中から、約40種類を選び出して効果の高い順にピラミッドで表した。国を挙げての食生活の見直しが行われたアメリカでは､「一日5皿分以上の野菜（350～400g）と200gの果物を食べよう」という「5 A DAY運動」が展開されて野菜摂取量が増え、発がん率が減少し、生活習慣病も激減した。

4章

ファイトケミカルを
もっと楽しむ
食卓レシピ

Q 基本のスープの材料はキャベツ、にんじん、玉ねぎ、かぼちゃ。この4つの野菜が絶対ですか？

基本のスープは、いつでも、どなたでもつくれる材料を選び、考案したものです。しかし、旬の野菜でさまざまなファイトケミカルを持つものもたくさんあり、わが家では、おいしい組み合わせをいろいろと試行・考案して、〝置き換え〟野菜スープとして楽しんでいます。抗酸化作用、デトックス効果、がん抑制作用、免疫をととのえる作用が期待できる野菜を選び、ファイトケミカルと味の両面でバランスのとれたスープばかりです。また、春菊や小松菜はカルシウムが多く含まれる野菜。シュウ酸も少ないのでおすすめです。

置き換え「いのちの野菜スープ」

セロリ、にんじん、トマト、じゃがいも

材料（つくりやすい分量）

セロリ	100g
にんじん	100g
トマト	100g
じゃがいも	100g
水	1ℓ

1. セロリの茎は薄切りにし、葉は食べやすい大きさに切る。にんじんは皮を付けたまま一口大の乱切り、トマトは一口大に、じゃがいもは皮をむいて一口大に切る。
2. 鍋に1と水を入れて火にかける。沸騰したらふたをして弱火で20分加熱する。

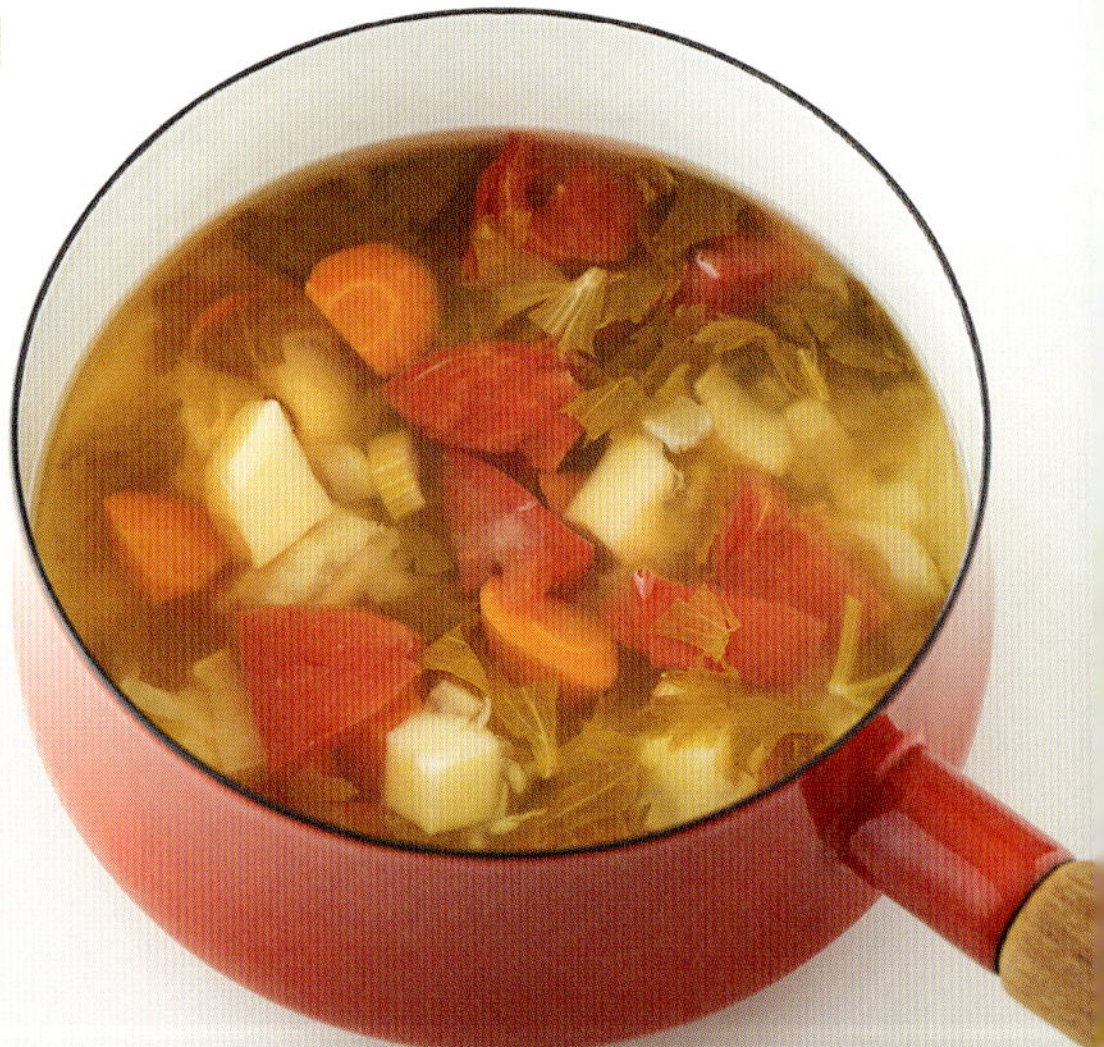

1人分 32kcal

旬の野菜を取り込むともっとおいしい

置き換え「いのちの野菜スープ」組み合わせアイディア

基本	キャベツ	にんじん	玉ねぎ	かぼちゃ	
置き換え	キャベツ	にんじん	玉ねぎ	じゃがいも	
置き換え	キャベツ	にんじん	玉ねぎ	さつまいも	▶P.104
置き換え	キャベツ	にんじん	玉ねぎ	柚子	
置き換え	小松菜	にんじん	玉ねぎ	かぼちゃ	
置き換え	キャベツ	トマト	玉ねぎ	かぼちゃ	
置き換え	キャベツ	春菊	玉ねぎ	かぼちゃ	▶P.104
置き換え	白菜	にんじん	大根	長ねぎ+しょうが	
置き換え	セロリ	にんじん	トマト	じゃがいも	▶P.102
置き換え	ごぼう	にんじん	玉ねぎ	里いも	▶P.104
置き換え	キャベツ	ズッキーニ	玉ねぎ	じゃがいも	

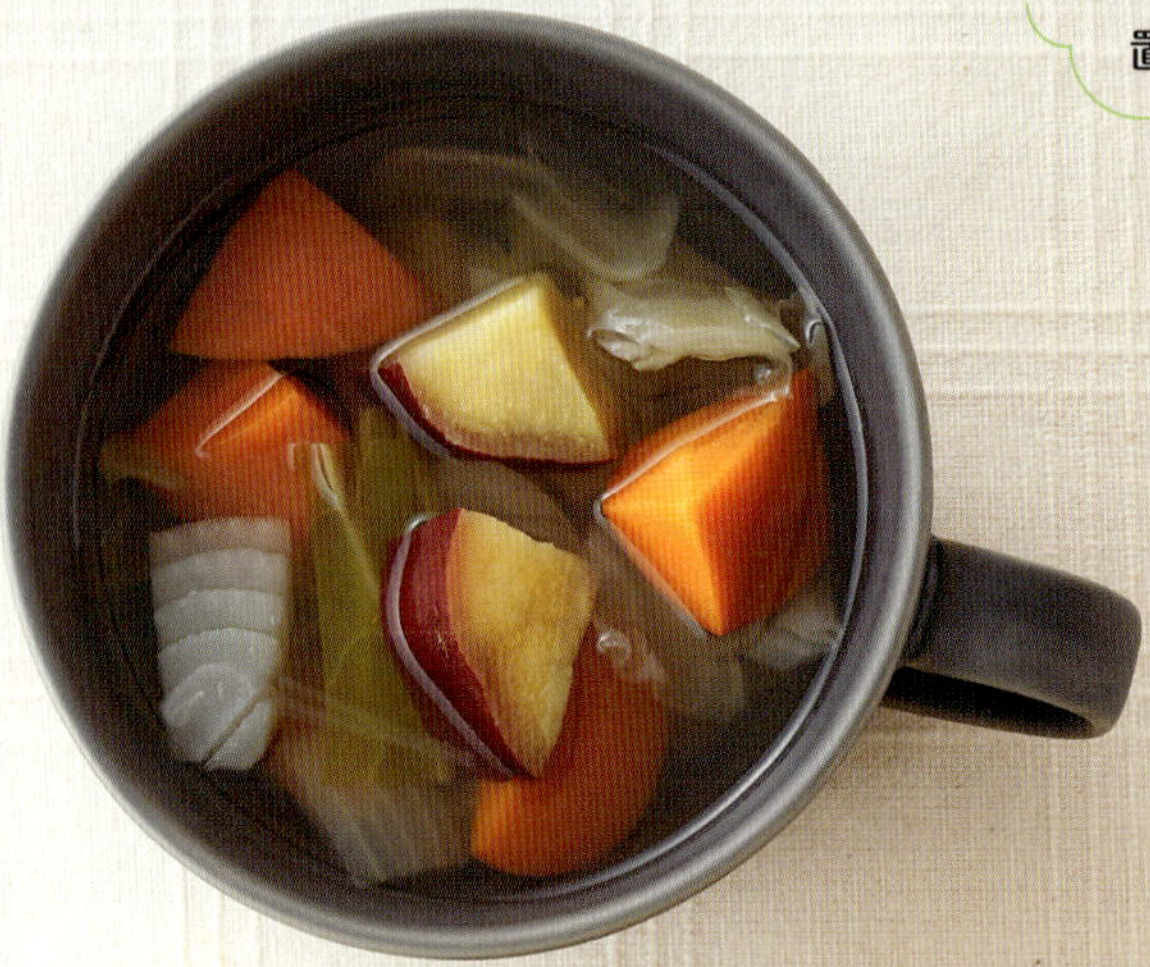

キャベツ、にんじん、玉ねぎ、さつまいも

さつまいもはファイトケミカルのアントシアニンを含み、抗酸化作用、抗がん作用、尿路感染症の予防作用がある。また眼精疲労や、視力改善にも効果がある。紫の皮ごと調理を。

1人分
55 kcal

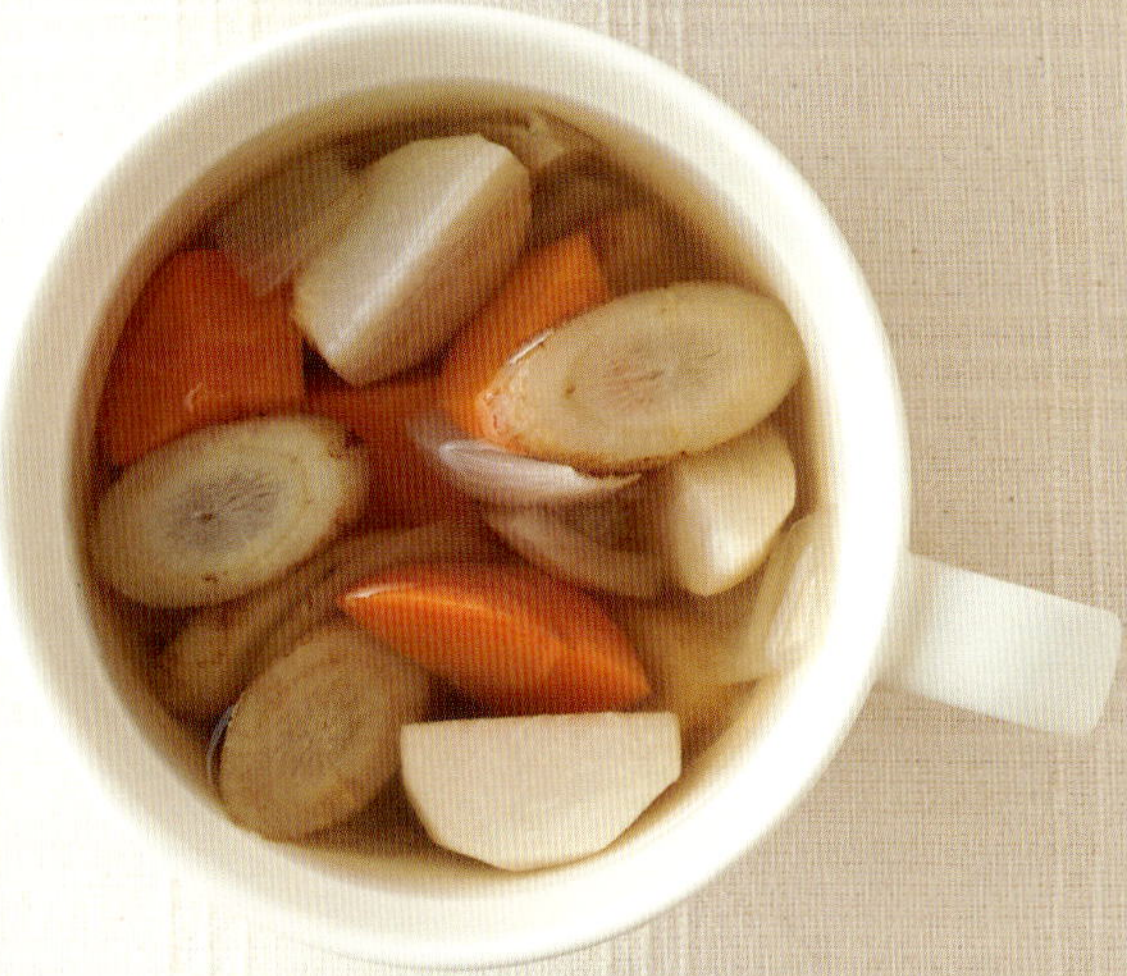

ごぼう、にんじん、玉ねぎ、里いも

ごぼうはタンニンやクロロゲン酸、里いもは塩分を体外に出すカリウムを含み、ガラクタンという糖質とたんぱく質が結合した独特のぬめりには、整腸作用や腸におけるコレステロールの吸収を阻止する作用がある。

1人分
45 kcal

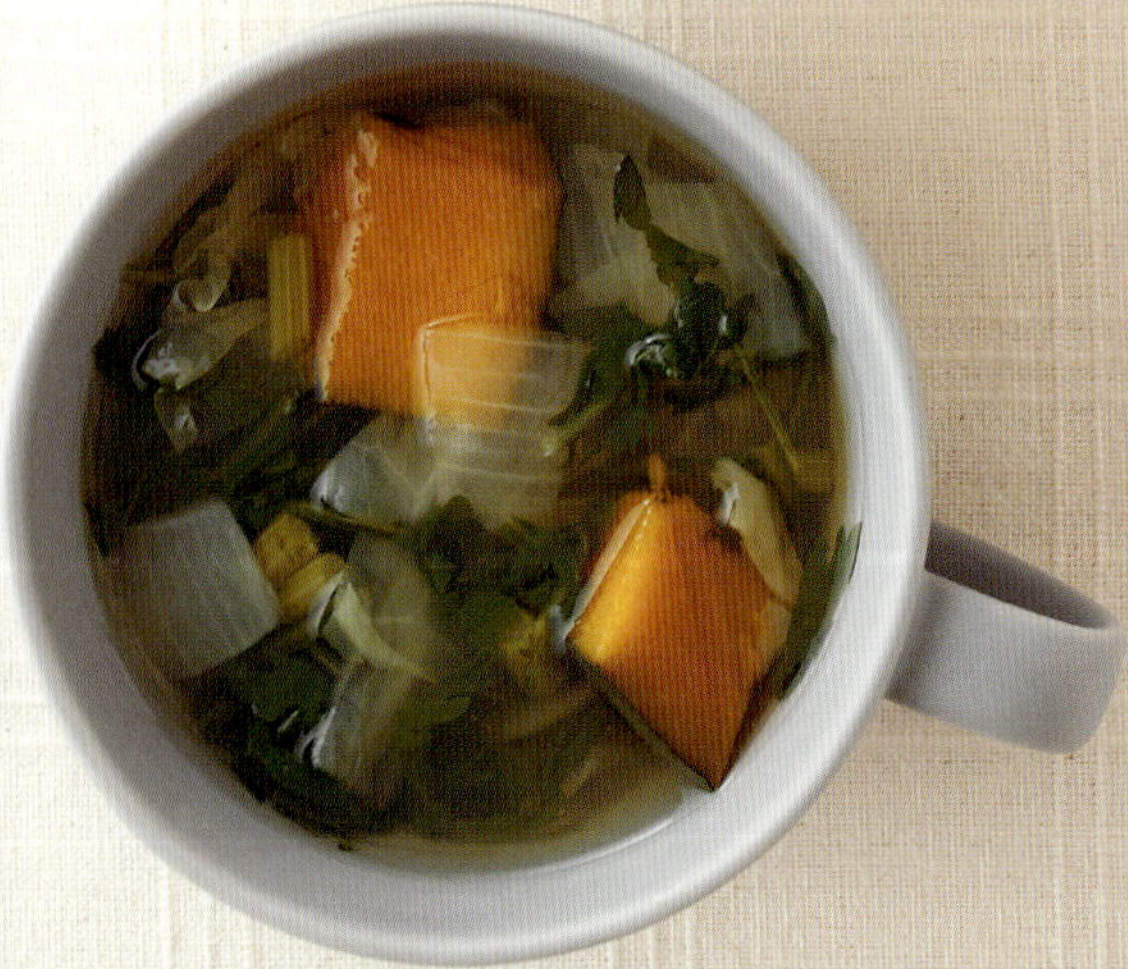

キャベツ、春菊、玉ねぎ、かぼちゃ

春菊にはにんじん同様にβ-カロテンのファイトケミカル成分がある。β-カロテンは体内でビタミンAに変化し、皮膚や粘膜などの免疫バリアを正常な状態に保ち、免疫力を高める。

1人分
39 kcal

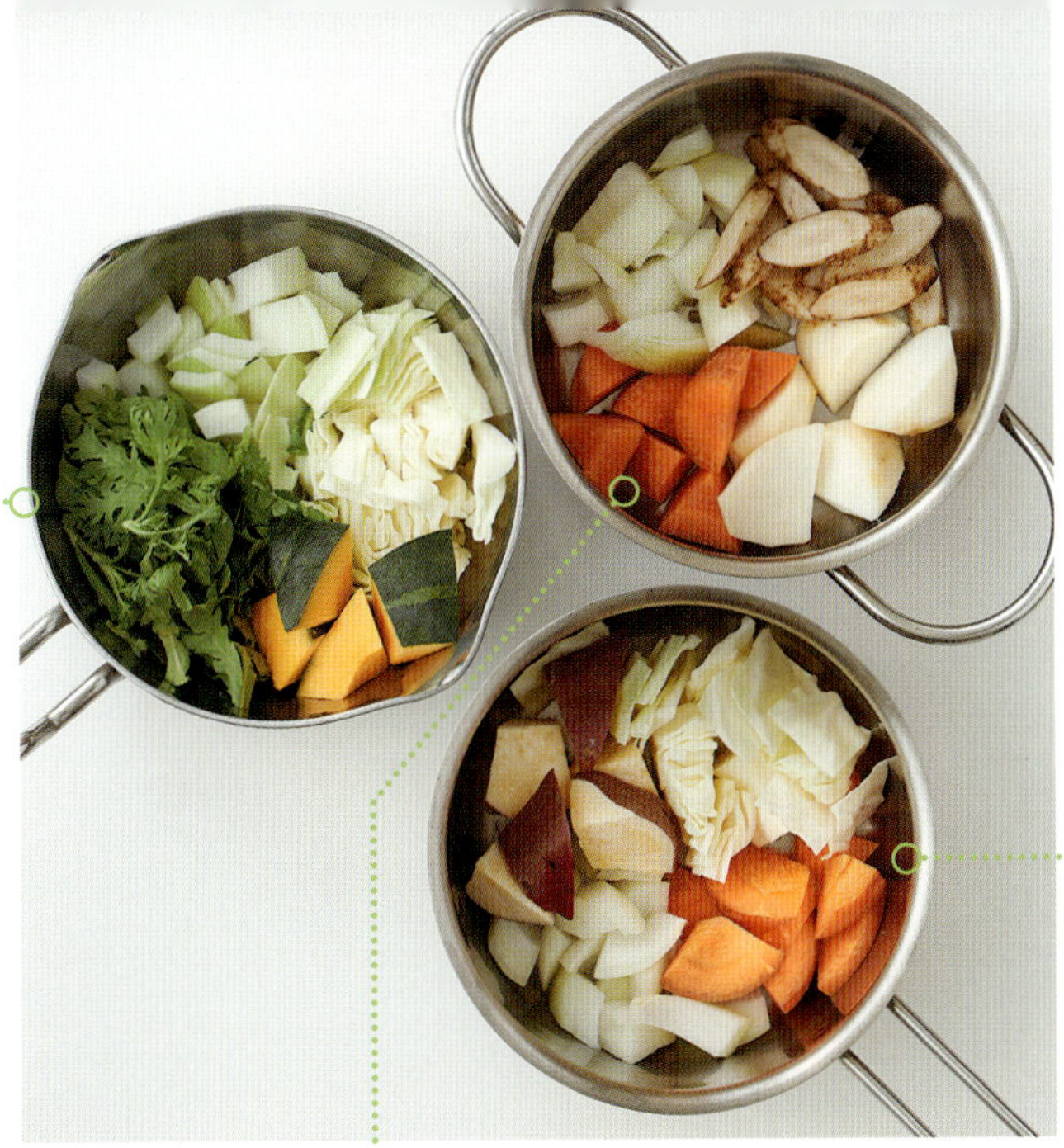

キャベツ、春菊、玉ねぎ、かぼちゃ

材料（つくりやすい分量）

キャベツ ―― 100 g
春菊 ―― 100 g
玉ねぎ ―― 100 g
かぼちゃ ―― 100 g
水 ―― 1 ℓ

1. キャベツは一口大のざく切り、春菊は根元は食べやすい長さに切り、玉ねぎは皮をむいて穂先と根元を切り落とし、一口大に切る。かぼちゃは皮ごと一口大に切る。
2. 鍋にキャベツ、玉ねぎ、水を入れて火にかけ、沸騰したらふたをして弱火で10分加熱する。
3. 春菊、かぼちゃを加えてふたをし、さらに10分加熱する。

ごぼう、にんじん、玉ねぎ、里いも

材料（つくりやすい分量）

ごぼう ―― 100 g
にんじん ―― 100 g
玉ねぎ ―― 100 g
里いも ―― 100 g
水 ―― 1 ℓ

1. ごぼうはたわしで洗ってから斜め薄切り、にんじんは皮を付けたまま一口大の乱切り、玉ねぎは皮をむいて穂先と根元を切り落とし、一口大に切る。里いもは皮をむいて一口大に切る。
2. 鍋に①と水を入れて火にかける。沸騰したらふたをして弱火で20分加熱する。

キャベツ、にんじん、玉ねぎ、さつまいも

材料（つくりやすい分量）

キャベツ ―― 100 g
にんじん ―― 100 g
玉ねぎ ―― 100 g
さつまいも ―― 100 g
水 ―― 1 ℓ

1. キャベツは一口大のざく切り、にんじんは皮を付けたまま一口大の乱切り、玉ねぎは皮をむいて穂先と根元を切り落とし、一口大に切る。さつまいもは皮ごと一口大に切る。
2. 鍋に①と水を入れて火にかける。沸騰したらふたをして弱火で20分加熱する。

Q

「いのちの野菜スープ」は一日のどのタイミングでとるのがいいですか？

私は毎食「いのちの野菜スープ」をとるようにしています。朝晩はゆっくり食事ができるのでスープファーストにしていますが、昼は短時間にすませられる麺類を食べることもあります。その場合も「いのちの野菜スープ」を活用します。味噌汁にも用いますが、そのために味噌玉を用意しておくと便利です。

野菜たっぷりラーメン

材料（2人分）

市販生ラーメン ―― 2食分
「いのちの野菜スープ」（p.24）- 適量
ゆで卵 ―― 1個
もやし、生きくらげ、ほうれん草、海藻ミックス（乾燥）、長ねぎ - 各適量

1. もやし、生きくらげ、ほうれん草の順にサッとゆで、ざるに上げる。きくらげは細切り、ほうれん草は水気を絞って食べやすい長さに切る。海藻ミックスは水で戻して水気をきる。長ねぎは薄切りにする。
2. 生ラーメンは表示の通りにゆで、スープを表示の湯の量の「いのちの野菜スープ」で割る。
3. 2に1を盛り、半分に切ったゆで卵を添える。

＊「いのちの野菜スープ」を具ごと使うのもおすすめ。トッピングは好みで。市販のインスタントラーメンでもよい。

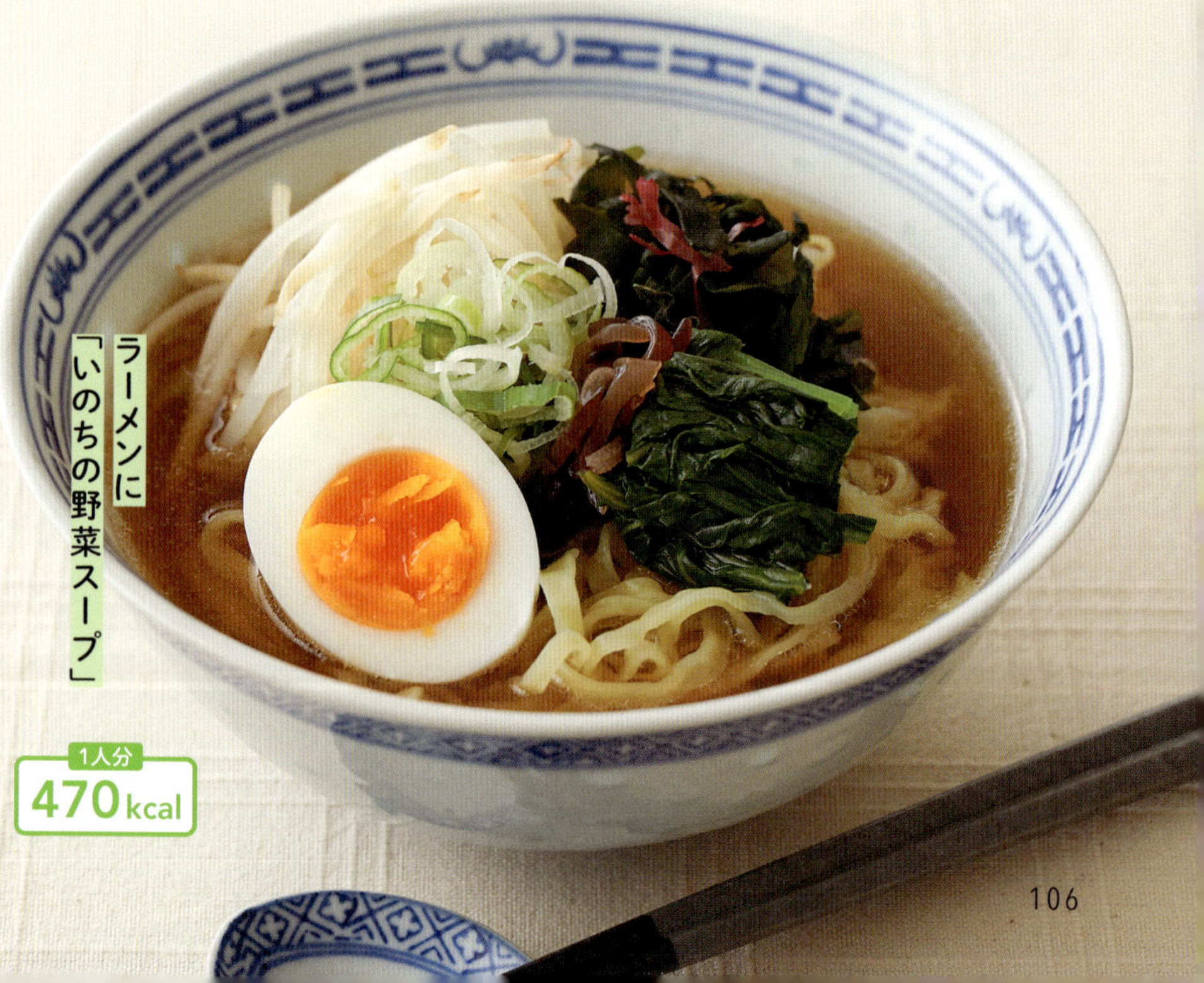

1人分
470kcal

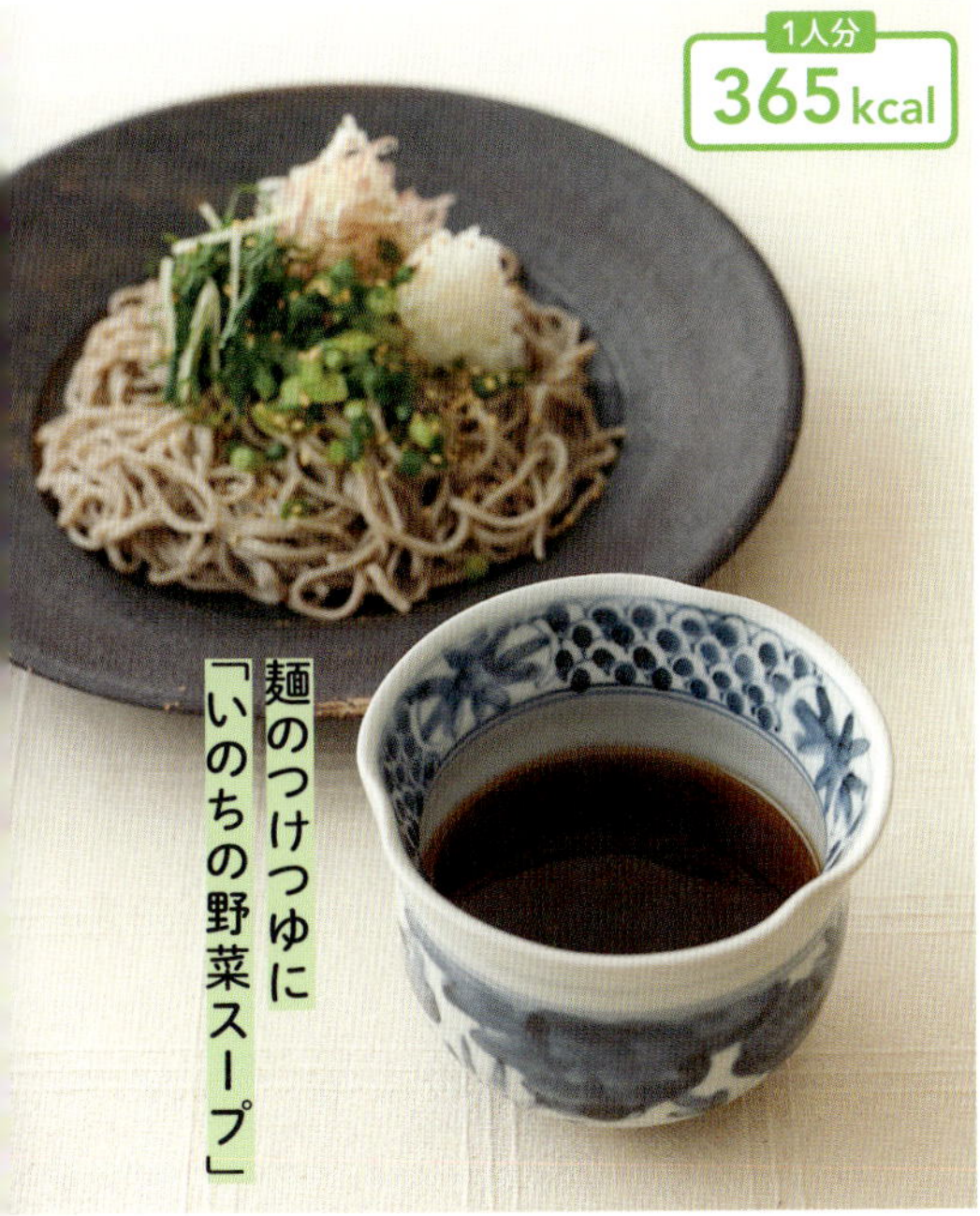
1人分
365kcal
麺のつけつゆに
「いのちの野菜スープ」

おろし薬味そば

材料(2人分)

冷凍そば(無塩) ―― 2玉
そばつゆ(希釈タイプ) ―― 適量
「いのちの野菜スープ」(p.24) ―― 適量
しそ、みょうが、小ねぎ、しょうが、大根おろし ―― 各適量

1. しそはせん切り、みょうがは薄い輪切り、小ねぎは小口切り、しょうがは皮をむいてせん切り、大根おろしは軽く汁気をきる。
2. 冷凍そばは表示の通りにレンジで加熱し、ざるに入れて流水で冷やす。器に盛り、1をのせる。
3. そばつゆを表示の通り「いのちの野菜スープ」で希釈して添える。

*うどんやそば、そうめんには麺自体にも塩分が多く含まれているものが多いが、冷凍の無塩タイプを選ぶことで減塩しやすくなる。

味噌玉

材料(3個分)

味噌 ―― 45g
粉かつお ―― 大さじ1
乾燥わかめ、乾燥海藻、小ねぎ、ごまなど ―― 各適量

1. ボウルに味噌、粉かつおを入れてよく混ぜ、3等分してそれぞれラップの上にのせる。
2. お好みのトッピングをまぶしながら丸め、口をひねる。

*冷蔵または冷凍で保存可。いただく際は、お椀に味噌玉1つを入れて、温めた「いのちの野菜スープ」(p.24)を注ぐ。具ごと使うのもおすすめ。

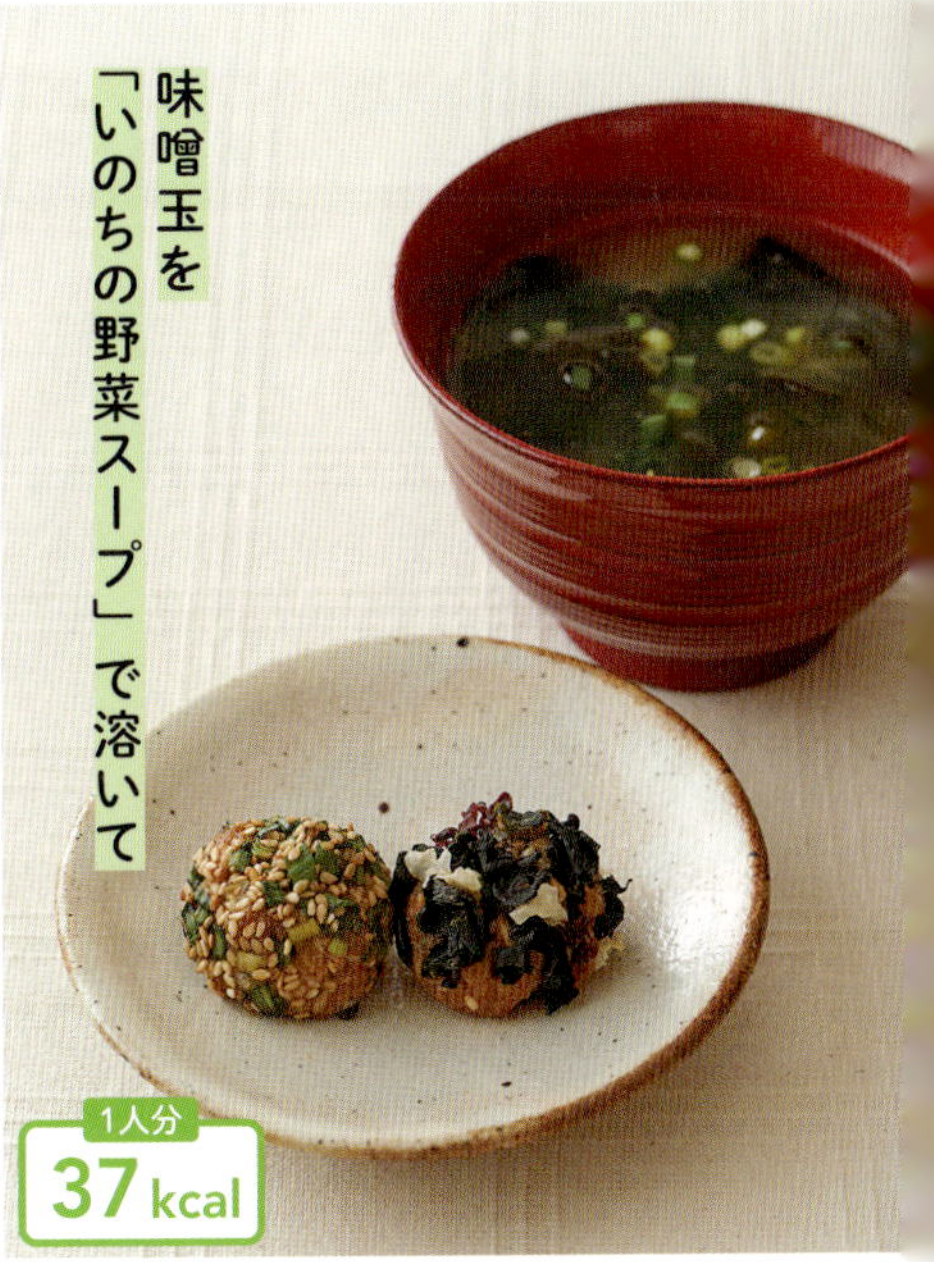
味噌玉を
「いのちの野菜スープ」で溶いて
1人分
37kcal

Q スープのいただき方や、野菜たっぷりのメインディッシュなど、髙橋家での実例を具体的に教えてください。

奥さまの髙橋千里さんに伺いました。

――食べ方では、「デコレーションスープ」と呼んでいるお客さま向けのレシピがあります。「いのちの野菜スープ」のスープのみを使って、火が通りやすい具材を加えます。具材には鯛や金目鯛など白身魚のお刺身、そして香りのよい野菜。ピーラーでリボン状にしたにんじん、大根、セロリの小口切り、トマトやかぶもおすすめです。

――食卓にはファイトケミカル豊富な野菜の副菜が必ず並びますが、メインディッシュで、よくつくるのはこんなメニューです。

鯛のデコレーションスープ／根菜ファイトケミカルカレー／ミネストローネ／鶏鍋／豚しゃぶ／豚白菜ミルフィーユ鍋／揚げ魚のあんかけ／アクアパッツァ／ラタトゥイユ／ホワイトシチュー／ビーフシチュー／筑前煮／お雑煮。

揚げ魚のあんかけは、あじの唐揚げに、「いのちの野菜スープ」を調味して水溶き片栗粉を溶いたあんをかけます。

――料理で常に意識していることとして

- いろいろなファイトケミカルをとれるメニューを考える。
- 抗酸化力の強いファイトケミカルは意識してメニューに取り入れる。
- 買い物をするときに新鮮なよい食材を見つけたら、それを加えるメニューを考える。
- 乾燥ハーブ類、シーズニングはいろいろな種類を買ってストックしておく。

――皆さんの食生活に参考になれば幸いです。

お客さまを迎える食卓に

鯛のデコレーションスープ

材料(2人分)

基本スープ(p.24)	スープのみ1/2量
大根	60g
にんじん	30g
セロリ	適量
鯛(刺身用)	10切れ
ほうれん草(ゆでたもの)	適量

1. 大根、にんじんはピーラーでリボン状に削る。セロリは皮をむき、小口切りにする。
2. 「いのちの野菜スープ」を沸かし、1を入れてサッと加熱し、刺身を加えて温める。器に盛り、彩りにほうれん草をあしらう。

魚介は白身魚のほか、帆立の貝柱、かにのほぐし身など。野菜はサッと火が入るかぶやトマトもおすすめ。フレッシュハーブもあれば使いたい。

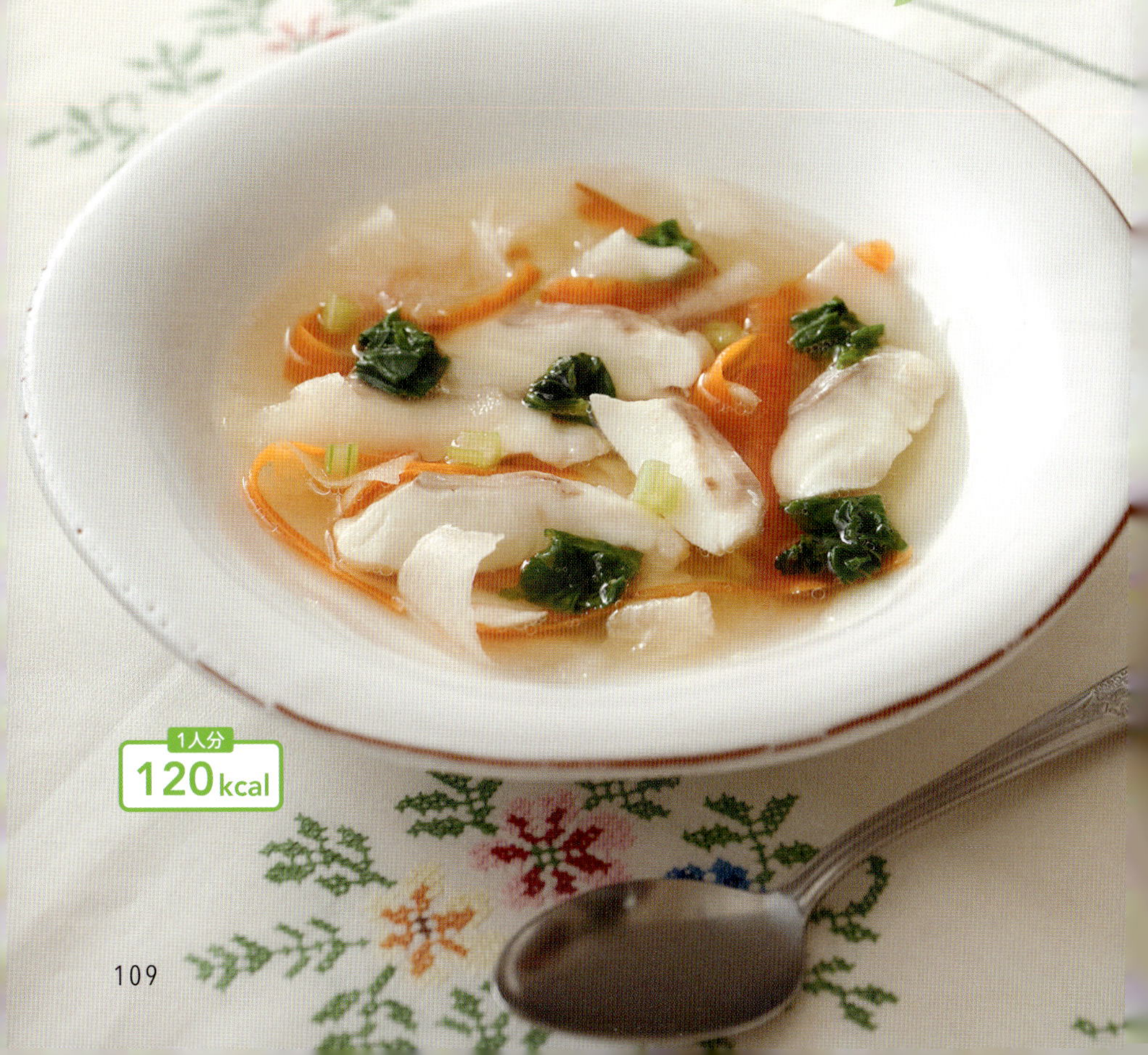

1人分
120kcal

豚肉のビタミンB群で疲労回復に

豚白菜ミルフィーユ鍋

材料(2人分)

白菜	200g
豚薄切り肉	200g
しょうがみじん切り	1/2かけ分
小ねぎ	適量
水	200mℓ
酒	大さじ1
ポン酢	適量

白菜にはグルコブラシシン、小ねぎにはイソアリシンがあり、どちらにもがん抑制作用がある。しょうがにはジンゲロール、ショウガオールがあり、免疫力を促進。焼きみかんを入れて煮るのもおすすめ。

1. 白菜は1枚ずつはがして洗う。白菜は向きを交互にして間に豚肉を挟みながら重ねる。
2. 5cm幅程度に切り分け、切り口を上にして土鍋のふちに沿って敷き詰める。空いたところには白菜の葉部分を押し込むと安定する。
3. 水、酒を加え、しょうがをのせて中火にかける。沸騰したらふたをして弱火で火が通るまで煮る。
4. 小ねぎを小口切りにし、上に散らす。好みでポン酢などを添えていただく。

＊髙橋家では、丸ごとの柚子、またはみかん（皮を焼くとよい）をのせて、崩しながらいただく。

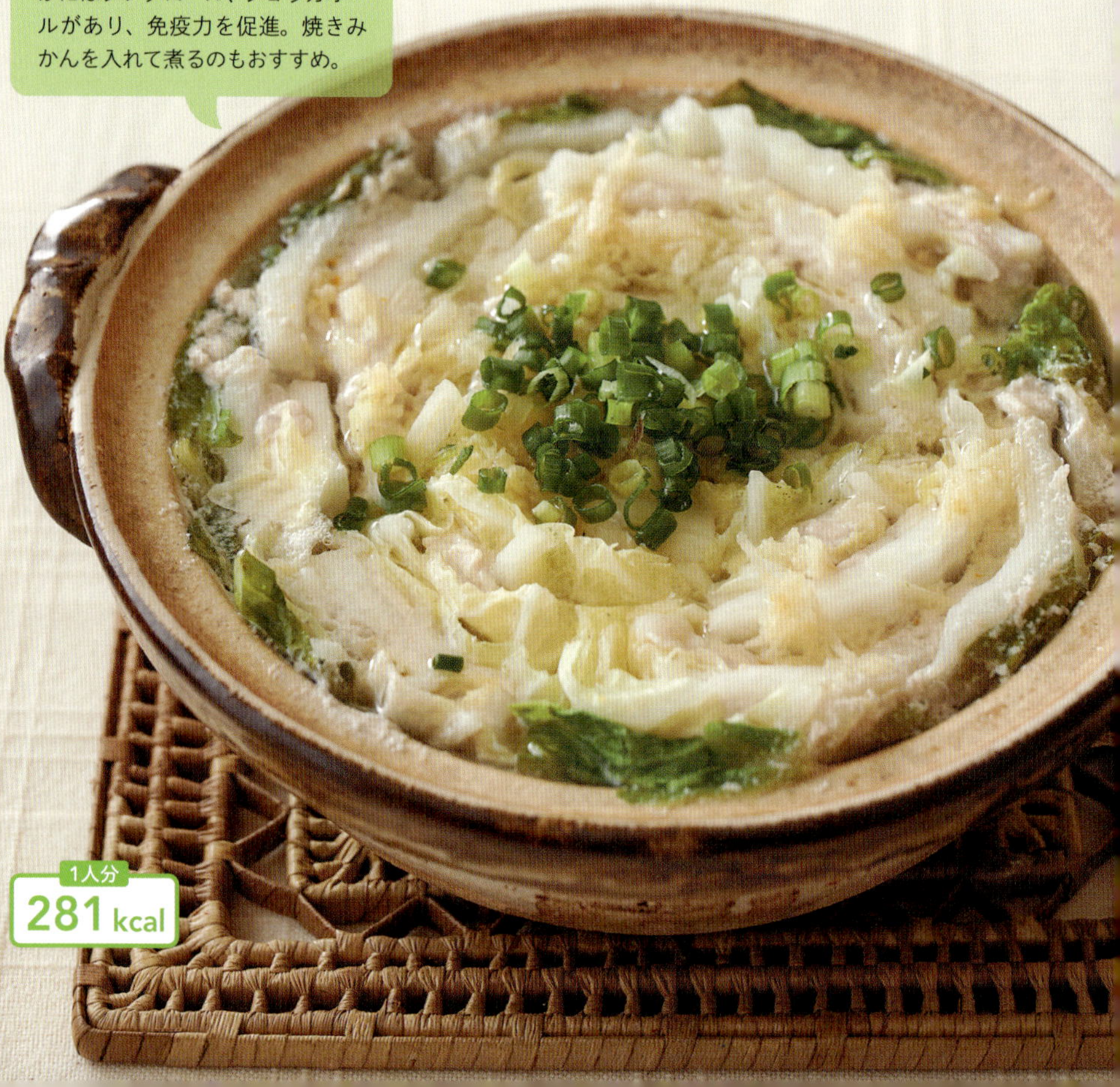

1人分 281kcal

免疫力がアップする

根菜ファイトケミカルカレー

材料(2人分)

鶏もも肉 ―― 1枚
ごぼう、れんこん ―― 各100g
にんじん ―― 1/2本
里いも ―― 小3個
にんにく、しょうが(各みじん切り) ―― 各1かけ分
オリーブ油 ―― 大さじ1
ブイヨン、カレー粉 ―― 各適量

1. 鶏肉は一口大に切って塩、こしょう(材料外)をふる。れんこん、にんじんは乱切り、里いもは皮をむいて乱切り、ごぼうはたわしでよく洗ってから小さめの乱切りにする。
2. 鍋にオリーブ油を熱し、鶏肉の皮目を下にして中火で焼く。焼き色がついたらひっくり返し、にんにく、しょうが、野菜、カレー粉適量を加えて炒め合わせる。
3. ブイヨンを具がかぶるくらい加えて、20分ほど煮込み、塩(材料外)で味をととのえる。

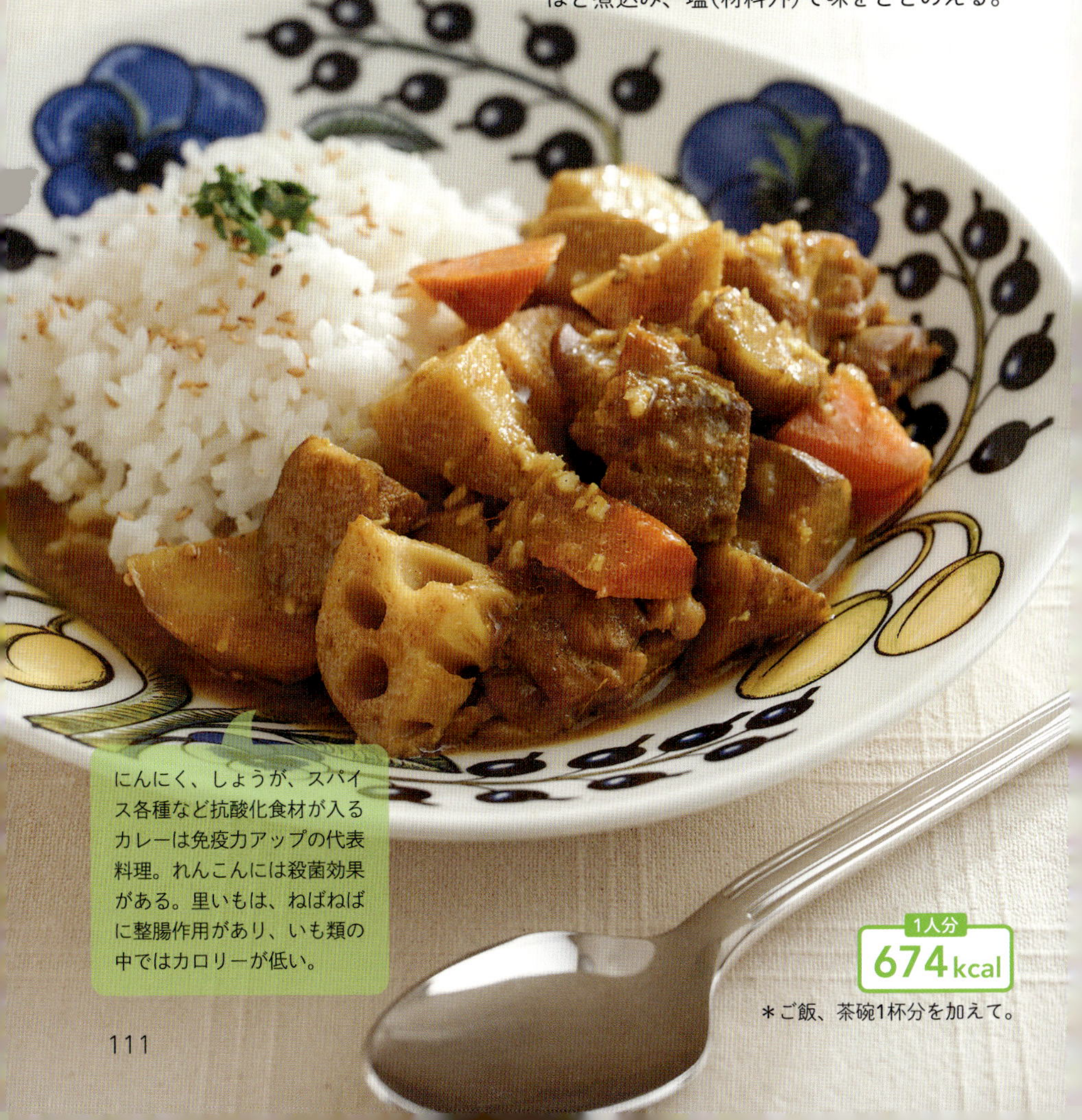

にんにく、しょうが、スパイス各種など抗酸化食材が入るカレーは免疫力アップの代表料理。れんこんには殺菌効果がある。里いもは、ねばねばに整腸作用があり、いも類の中ではカロリーが低い。

1人分
674kcal

＊ご飯、茶碗1杯分を加えて。

Q 栄養指導で、たんぱく質不足だといわれました。シニア世代で食が細くなりました。肉も魚もとれるスープ料理を教えてください。

管理栄養士の成澤文子さんにシニア世代の栄養指導について伺いました。

――たんぱく質などの栄養素が不足すると、シニア世代は筋肉が衰えるなど「フレイル（虚弱）」という状態に陥りやすく、運動・認知機能が低下しやすくなります（P98参照）。不足しがちな栄養素なので意識してとるようにしましょう。ここでは、たんぱく質やその他の栄養素がバランスよくとれるオールインワンのスープをご紹介します。「いのちの野菜スープ」にたんぱく質を加えたレシピも本書で紹介していますが、ほかのファイトケミカル成分を持つ旬の野菜も取り入れ、主菜になるスープを考えてみました。スープの素は使用せず、だしや素材の旨みでいただく無添加のスープです。具だくさんでスープは少なめにし、塩分が高くならないようにしています。

たんぱく質は一度にまとめてとるより3食に分けてとるほうが、筋力や筋持久力の維持・向上にはよいことを示す研究結果が報告されています。朝食や昼食はたんぱく質が不足しがちなので、多めにつくり置きしておくと便利です。また、納豆やヨーグルトなど調理に手間のかからない食品を用意しておくのもおすすめです。

からだのちょっとした不調はいち早く気づくことが大切です。毎日朝日を浴び、規則正しく食事をとることで体内リズムがととのえられ、睡眠の質や体調のよさを感じるかたも多いですよ。運動を意識する、趣味を持つなどでも効果に大きく影響します。ぜひスープづくりも楽しんでみてください。活動量が増えると食欲も出やすくなります。

コラーゲンたっぷり、塩麹で旨みアップ

手羽元の塩麹ポトフ

MEMO

野菜プラス鶏肉は旨みがスープに出て野菜の淡い味わいも生きる黄金の組み合わせ。手羽元に塩麹をからめて滋味深い味わいに。和風ポトフのような一品です。

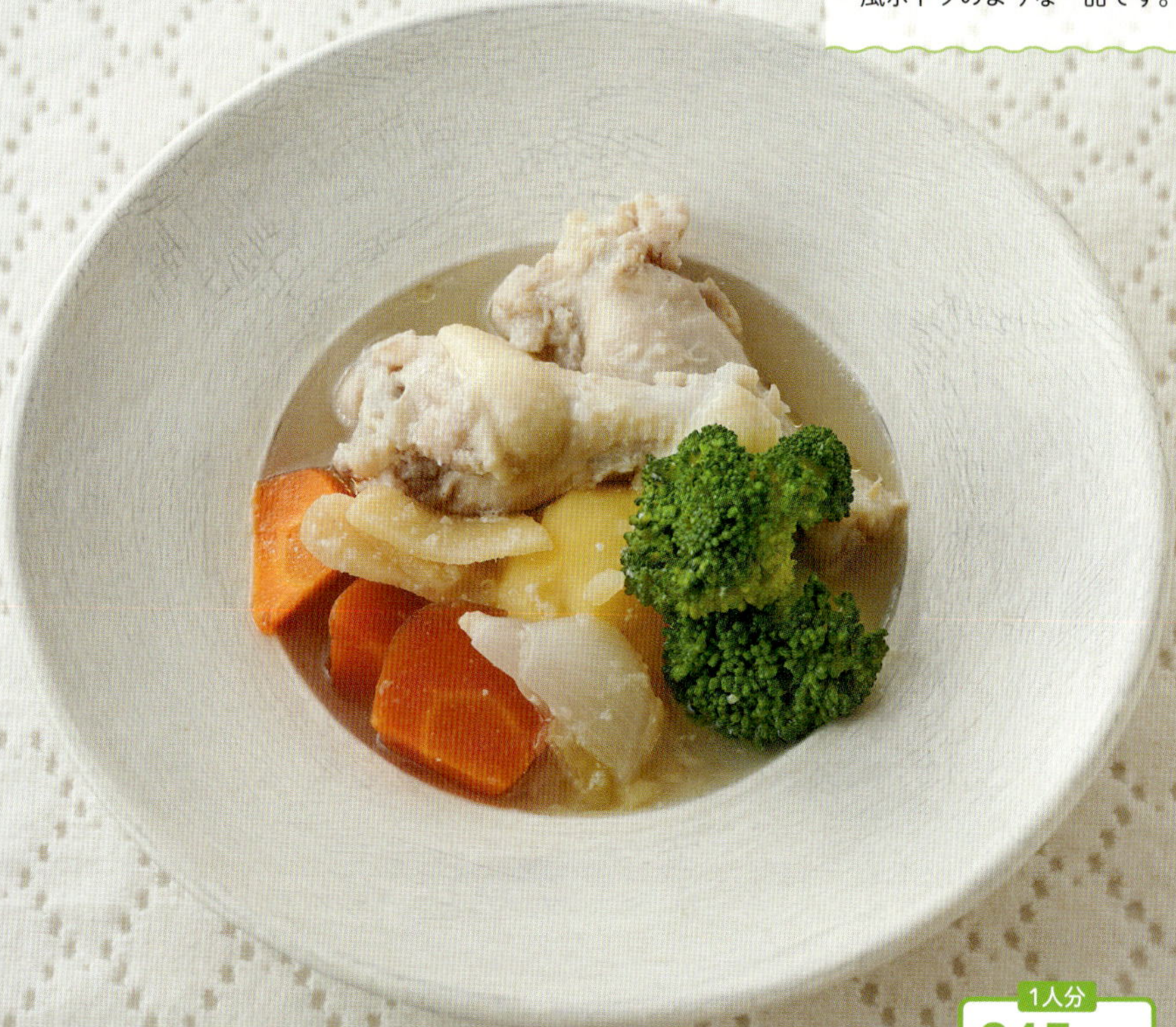

1人分
245kcal

材料(2人分)

手羽元*	300g(4〜5本)
塩麹	大さじ1
玉ねぎ	1/2個
にんじん	1/3本
じゃがいも	1個
しょうが	1かけ
ブロッコリー	1/4個(50g)
酒	大さじ1
水	400mℓ

*手羽元は、手羽中やもも肉でもよい。

1. 鍋に手羽元と塩麹を入れてよくなじませ、10〜20分ほどおく。
2. 玉ねぎは2cm程度のくし形切り、にんじんは乱切り、じゃがいもは大きめの一口大、しょうがは薄切りにする。
3. 鍋に1、2を入れて酒、水を加え、火にかける。沸騰してきたらアクをすくい、ふたをして弱火で20分煮る。
4. ブロッコリーを小房に分けて加え、さらに4〜5分好みのかたさになるまで加熱する。

*途中で浮いている脂をすくうとカロリーオフになる。

お雑煮風につくる和の魚介ポトフ

焼きぶりのだしスープ

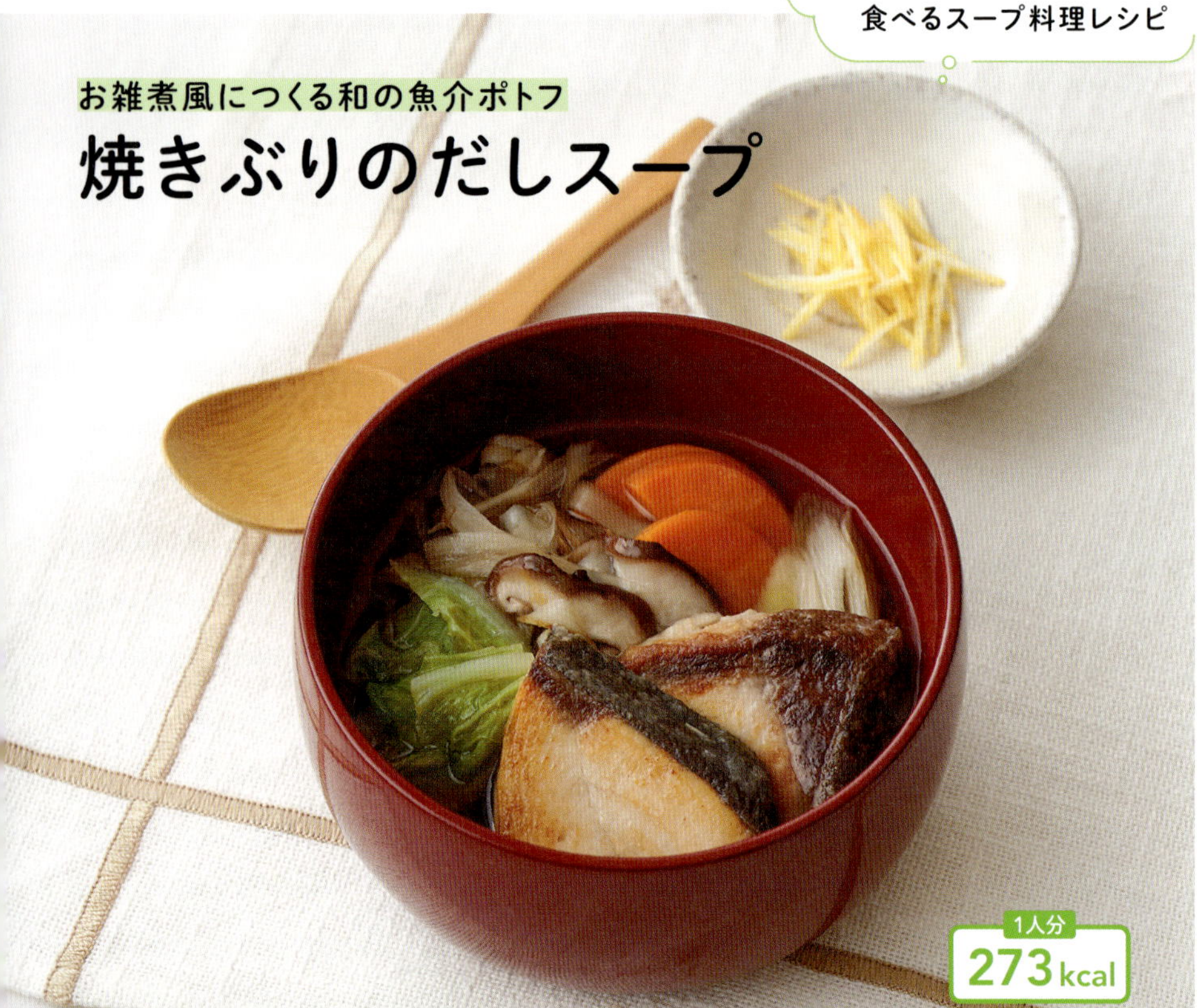

1人分
273kcal

材料(2人分)

ぶり(切り身)		2切れ
ごぼう		25g
にんじん		1/3本
しいたけ		3枚
白菜		2枚
長ねぎ		1/3本
A	だし汁	300mℓ
A	酒	大さじ1
塩		小さじ1/3
薄力粉		適量
ごま油		小さじ1
ゆずの皮(せん切り)		適宜

MEMO

DHA、EPAが豊富なぶりをスープ仕立てに。表面に粉をまぶして焼くことで損出が少なくなります。

1. ぶりは塩少々（分量外）をふり、10分おく。水気をふいて薄力粉をまぶす。フライパンにごま油を熱し、両面に焼き色がつくまで焼いて取り出す。
2. ごぼうはピーラーで薄くそぎ、にんじんは半月切り、しいたけは石づきを取って薄切り、白菜は食べやすい大きさに、長ねぎは斜めに切る。
3. 鍋にAを入れ、2を切った順に重ね、火にかける。沸騰したらふたをして弱火で5分程度加熱する。
4. 野菜に火が通ったら1を入れ、1分ほど加熱して器に盛る。味をみて足りないようであれば、ごま油、または塩(各分量外・少々)でととのえる。あればゆずの皮を添える。

＊だし汁の代わりに、無添加のだしパック1個を同量の水と一緒に煮てもよい。

旨み食材がたっぷりの南欧風

あさりとミニトマトのスープ

材料(2人分)

あさり(殻つき)	180 ～ 200ｇ
玉ねぎ	1/4個
じゃがいも	2個
ミニトマト	18個(180ｇ)
にんにく	1かけ
オリーブ油	大さじ1
水	200mℓ
パセリ(みじん切り)	適量

1人分
159kcal

1. あさりは砂抜きをする。玉ねぎは薄切り、じゃがいもは皮をむいて一口大に切り、ミニトマトはヘタを取り、にんにくはみじん切りにする。
2. フライパンにオリーブ油、にんにくを入れて弱火にかけ、香りが立ったら玉ねぎ、じゃがいも、ミニトマト、水を入れて中火にする。沸騰したらふたをして弱火で15分煮る。
3. あさりを加え、ふたをして5分程度、あさりの口が開くまで煮て、味をみて足りないようであれば塩(材料外・少々)でととのえ、パセリをふる。

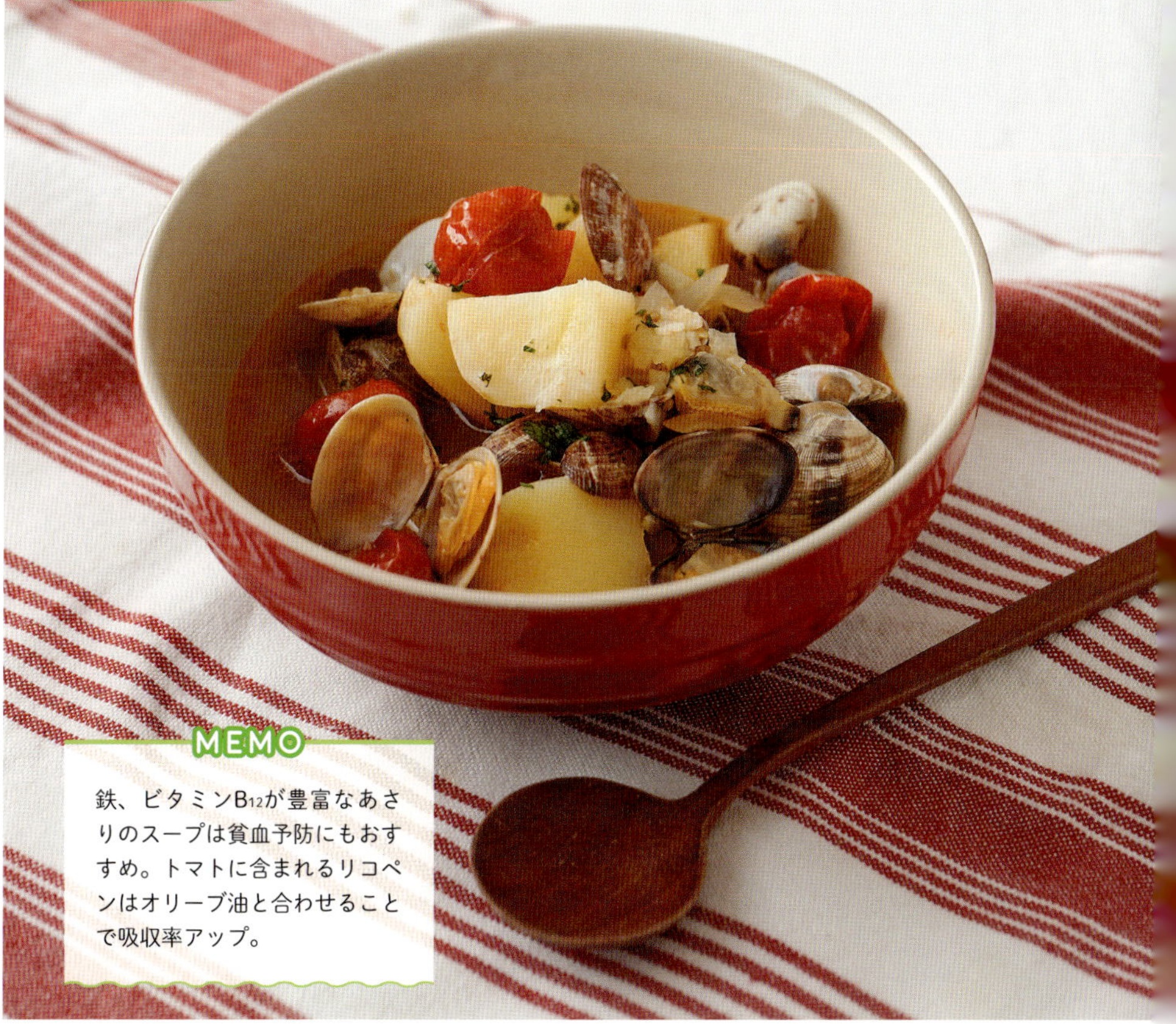

MEMO

鉄、ビタミンB_{12}が豊富なあさりのスープは貧血予防にもおすすめ。トマトに含まれるリコペンはオリーブ油と合わせることで吸収率アップ。

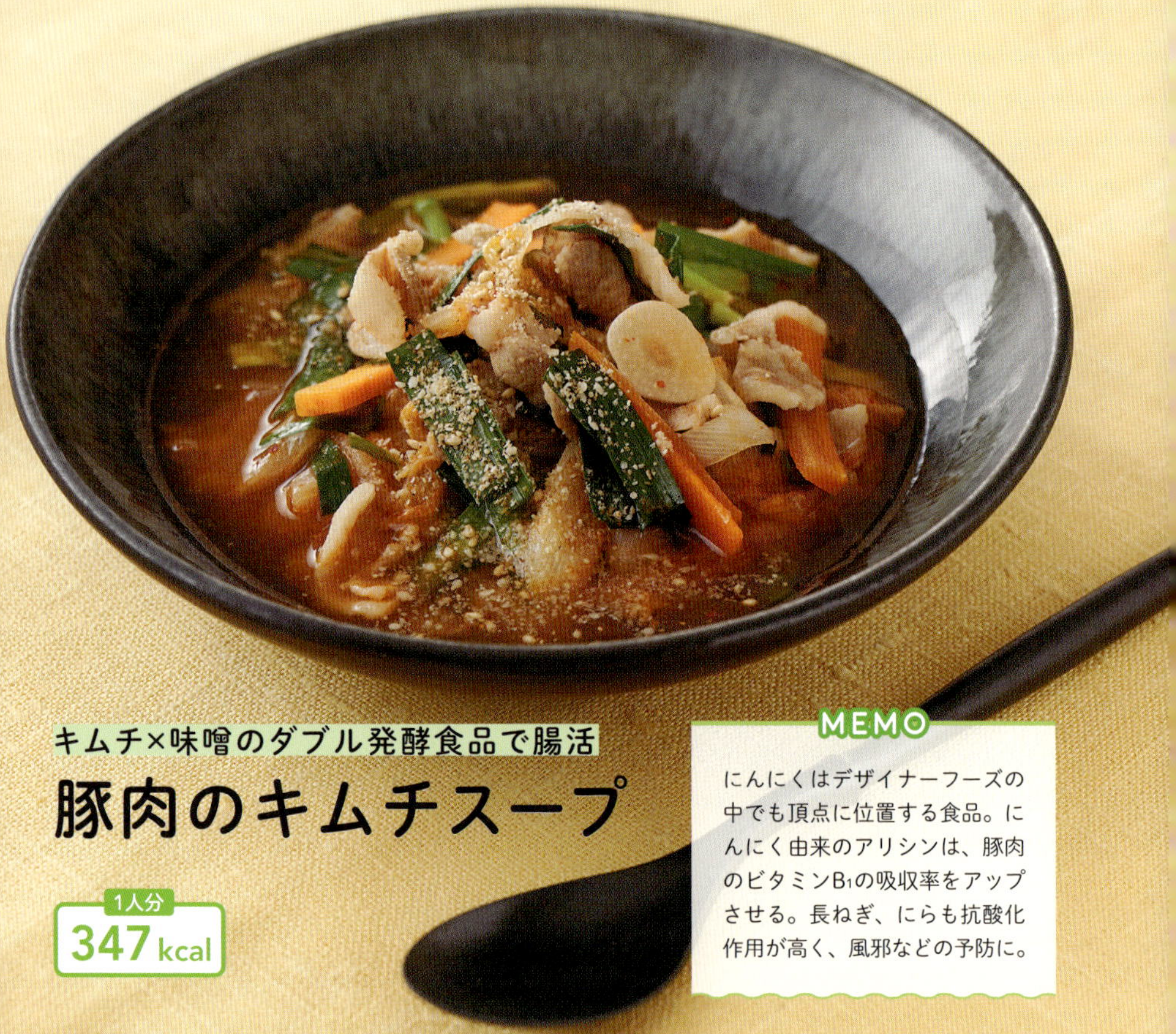

キムチ×味噌のダブル発酵食品で腸活

豚肉のキムチスープ

1人分
347 kcal

MEMO

にんにくはデザイナーフーズの中でも頂点に位置する食品。にんにく由来のアリシンは、豚肉のビタミンB_1の吸収率をアップさせる。長ねぎ、にらも抗酸化作用が高く、風邪などの予防に。

材料(2人分)

- **豚ばら肉** ―― 150g
- **にんじん** ―― 1/3本
- **長ねぎ** ―― 1/3本
- **にら** ―― 1/2束(50g)
- **にんにく** ―― 1かけ
- **ごま油** ―― 小さじ1
- **酒** ―― 大さじ2
- **水** ―― 300㎖
- **白菜キムチ** ―― 70g
- **味噌** ―― 小さじ1
  (味噌の塩分によって調節)
- **すりごま** ―― 適量

1. 豚ばら肉は食べやすい大きさに切る。にんじんは短冊切り、長ねぎは斜め切り、にらは4㎝長さ、にんにくは薄切りにする。
2. 鍋にごま油、にんにくを入れて弱火にかけ、香りが立ったら豚肉、にんじんを入れて中火で炒める。
3. 肉の色が変わったら酒を加えてアルコールを飛ばし、キムチを加えてサッと炒める。長ねぎ、水を入れ、沸騰したらふたをして弱火で5～6分、にんじんがやわらかくなるまで煮る。
4. にらを加えてサッと加熱し、味噌で味をととのえる。器に盛ってすりごまをふる。

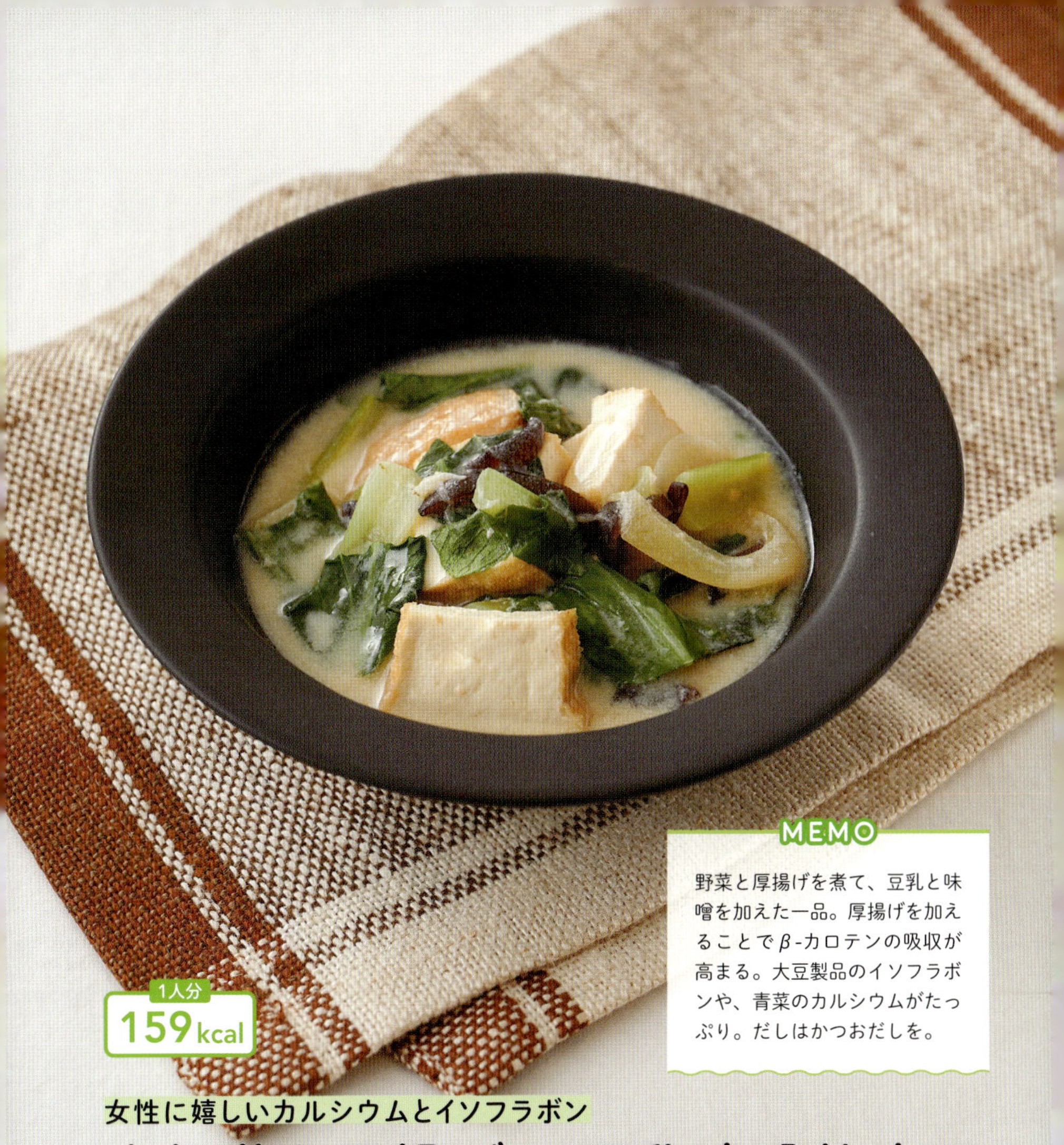

MEMO

野菜と厚揚げを煮て、豆乳と味噌を加えた一品。厚揚げを加えることでβ-カロテンの吸収が高まる。大豆製品のイソフラボンや、青菜のカルシウムがたっぷり。だしはかつおだしを。

1人分
159kcal

女性に嬉しいカルシウムとイソフラボン

小松菜と厚揚げの豆乳味噌仕立て

材料(2人分)

小松菜	2株
厚揚げ	1/2枚(150ｇ)
玉ねぎ	1/8個
生きくらげ	2枚(30ｇ)
だし汁	200mℓ
無調整豆乳	100mℓ
味噌	小さじ2～3

1. 厚揚げは半分に切って1cm厚さに切る。小松菜は根を落とし、2cm長さに切る。玉ねぎは薄切り、きくらげは細切りにする。
2. 鍋にだし汁、玉ねぎ、きくらげ、小松菜の根元、厚揚げの順に重ね、中火にかける。沸騰してきたらふたをして弱火で5分加熱する(このとき、すべてがだし汁に浸っていなくてもよい)。
3. 小松菜の葉先を加えて菜箸で沈めながらサッと加熱し、豆乳を加え味噌で味をととのえ、沸騰直前まで温める。

あり合わせの野菜と常備の缶詰でOK

鮭の水煮缶のしょうが味噌汁

材料（2人分）

鮭の水煮缶	小1缶（90g／汁ごと）
にんじん	1/4本
長ねぎ	1/3本
しめじ	1/2パック（50g）
しょうが	1かけ
青梗菜	1株
ごま油	小さじ1
だし汁	300mℓ
味噌	小さじ2～3

1人分
135kcal

1. にんじんはいちょう切り、長ねぎはぶつ切り、しめじは石づきを取ってほぐし、しょうがは皮をむいてみじん切り、青梗菜は食べやすい長さに切る。
2. 鍋にごま油を入れ、青梗菜の葉先以外の1を入れて炒める。全体に油が回ったらだし汁と鮭を缶汁ごと加える。沸騰したらふたをして弱火で5分煮る。
3. 青梗菜の葉先を加えてサッと加熱し、味噌を溶く。

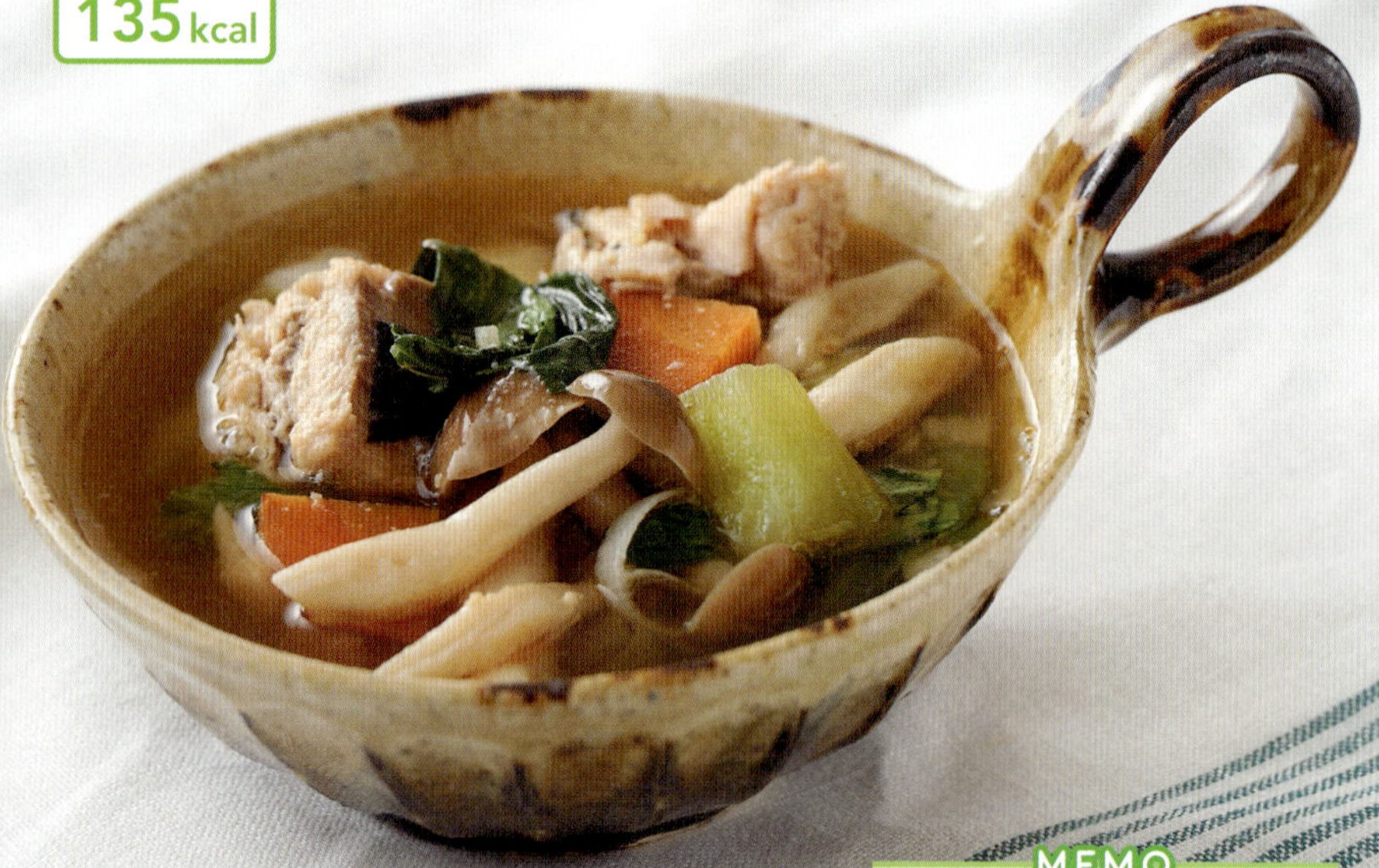

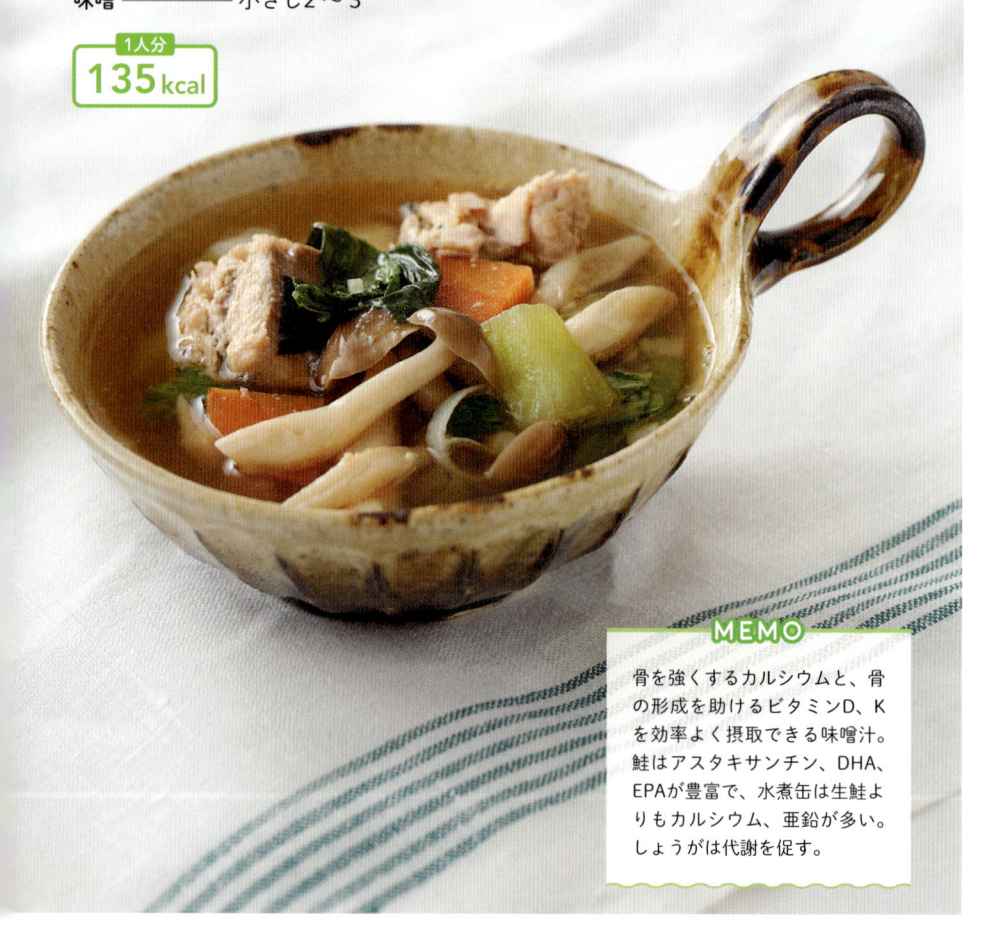

MEMO

骨を強くするカルシウムと、骨の形成を助けるビタミンD、Kを効率よく摂取できる味噌汁。鮭はアスタキサンチン、DHA、EPAが豊富で、水煮缶は生鮭よりもカルシウム、亜鉛が多い。しょうがは代謝を促す。

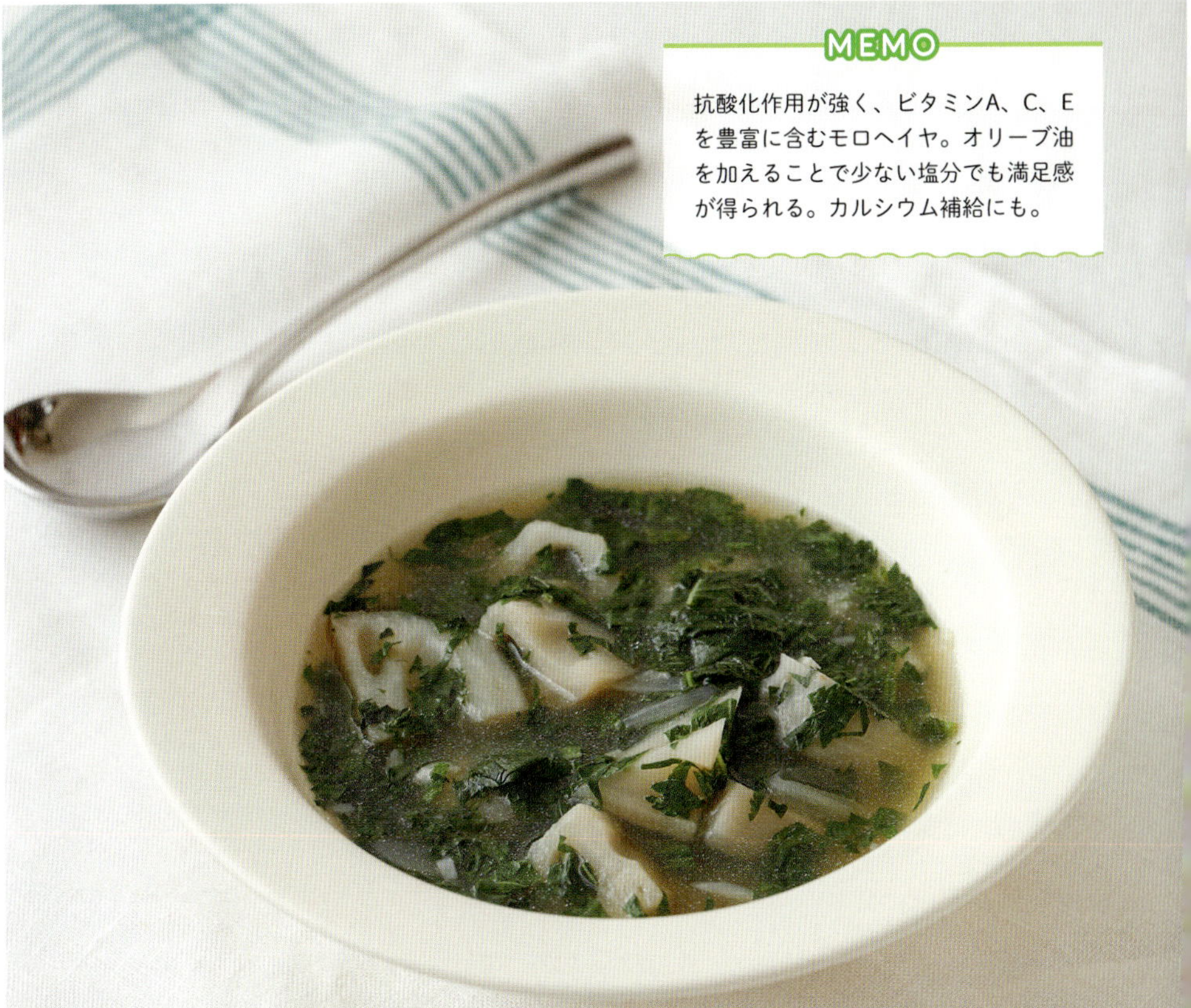

MEMO

抗酸化作用が強く、ビタミンA、C、Eを豊富に含むモロヘイヤ。オリーブ油を加えることで少ない塩分でも満足感が得られる。カルシウム補給にも。

優しい口当たり。風邪やインフルエンザの予防にも

モロヘイヤのスープ

材料(2人分)

モロヘイヤ	1/2袋(50g)
れんこん	1/2節(100g)
玉ねぎ	1/8個
にんにく	1かけ
オリーブ油	小さじ2
だし汁	350mℓ
塩	小さじ1/4程度

1人分 91kcal

1. モロヘイヤは葉を摘んで細かく切る。れんこんは小さめの乱切り、玉ねぎは薄切り、にんにくはみじん切りにする。
2. 鍋にオリーブ油、にんにくを入れ、弱火にかける。香りが立ったら、れんこん、玉ねぎを入れて中火で炒め、油が回ったらだし汁を入れる。
3. 沸騰したらふたをして弱火で15分加熱し、モロヘイヤを加えてサッと加熱する。味をみながら塩でととのえる。

たっぷりつくって、翌日もアレンジで楽しむ

塩豚のスープ

塩豚

材料(つくりやすい分量)

豚肩ロース ―― 350g
塩 ―― 6g

1. 豚肉に塩をまぶし、ラップでぴったりと包み、冷蔵庫で2日寝かせる。

＊ベーコンなどの代わりに使える。半量はシンプルスープ、もう半量はミネストローネ風に使用。

MEMO

塩豚と野菜をまずポトフとしていただいたら、翌日以降は肉と野菜を一口大に切って、トマト味に変化させる。トマト味にするにはケチャップではなくトマトペーストで。無加糖・無塩なので、糖尿病のかたにも安心。

1日目 塩豚のシンプルスープ

材料(4人分)

塩豚 ―― 左記全量
玉ねぎ ―― 1個
にんじん ―― 1本
セロリ ―― 1/2本
かぶ ―― 2個
酒 ―― 大さじ3
水 ―― 400mℓ
オリーブ油 ―― 少々
粗びき黒こしょう ―― 少々
イタリアンパセリ ―― 適宜

1. 玉ねぎは薄切り、にんじん、セロリは縦横半分に切り、かぶは葉を1cmほど残して切り、竹串を使って葉の根元をよく洗う。
2. 鍋にオリーブ油を熱し、塩豚を入れて中火で焼く。焼き色がついたら酒、水を加え、沸騰したらアクをすくい、ふたをして弱火で25分煮る。
3. 野菜を加えてさらに30分ほど、豚肉が柔らかくなるまで煮る。味をみて足りないようであれば塩（材料外・少々)でととのえ、粗びき黒こしょうをふる。

＊スープ半量（肉・具材とも）は取りおく（ただし、かぶは2日目も煮込むと崩れやすいので、1日目で食べきる)。
＊肉は1/2量を半分の厚さに、かぶは半分に切って器に盛り、他の野菜を盛り、スープを注ぎ、あればイタリアンパセリを添える。

2日目 塩豚のトマトチャウダー

材料(4人分)

塩豚のシンプルスープ - 上記1/2量
じゃがいも ―― 小1個
A 蒸しミックス豆 ―― 50g
A トマトペースト ―― 大さじ1～2
A ローリエ ―― 1枚
パセリ(みじん切り) ―― 適量

1. 塩豚のシンプルスープの肉、野菜を取り出し、それぞれさいの目に切って鍋に戻し入れる。じゃがいもは皮をむき、1.5cm角に切って加える。
2. 鍋にAを加えて中火にかけ、沸騰したらふたをして弱火で15～20分、じゃがいもが柔らかくなるまで煮る(汁気が少ないようなら水を足す)。味をみて足りないようであれば塩(材料外・少々)を加え、器に盛ってパセリをふる。

1日目 塩豚のシンプルスープ

1人分 269kcal

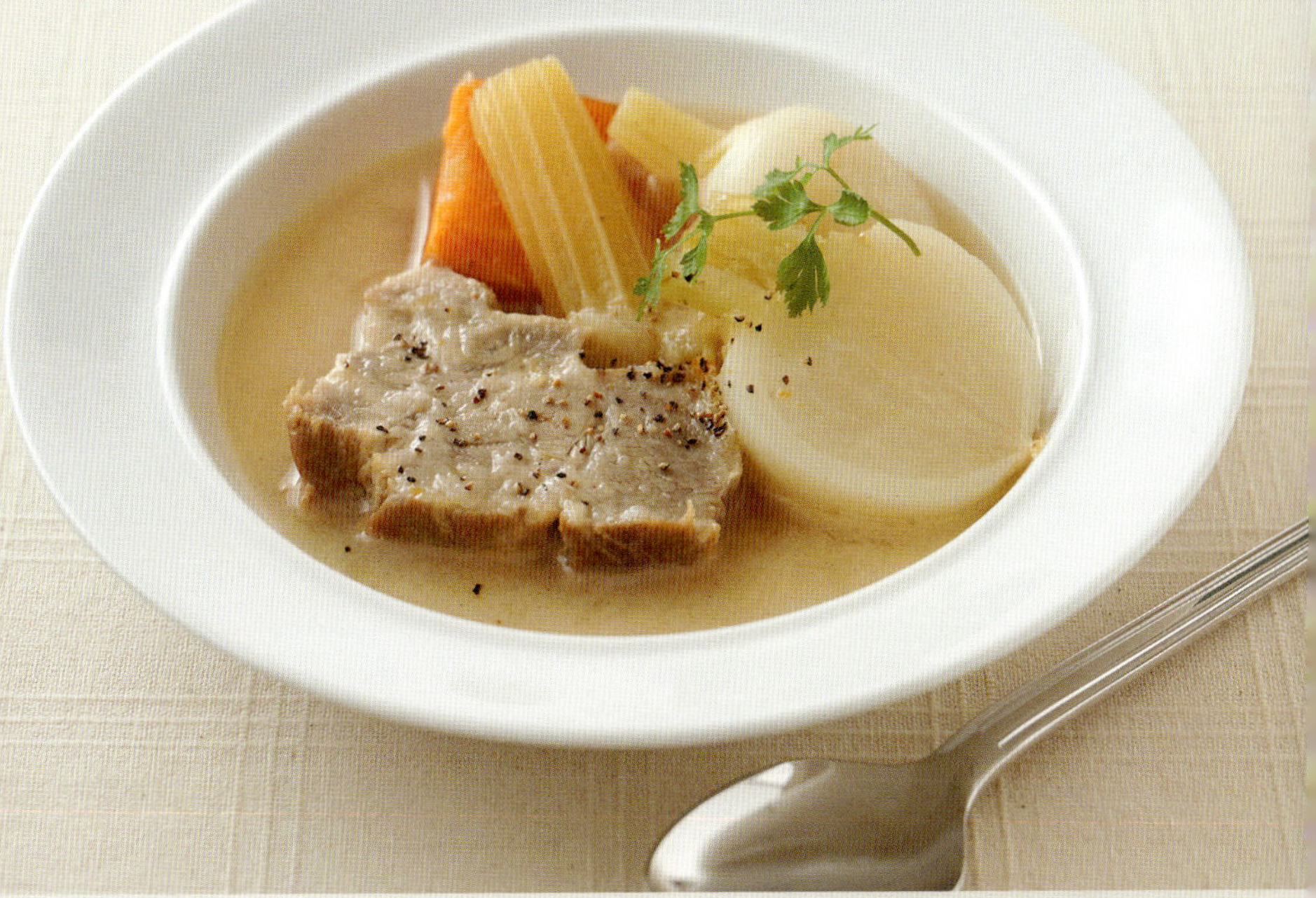

2日目 塩豚のトマトチャウダー

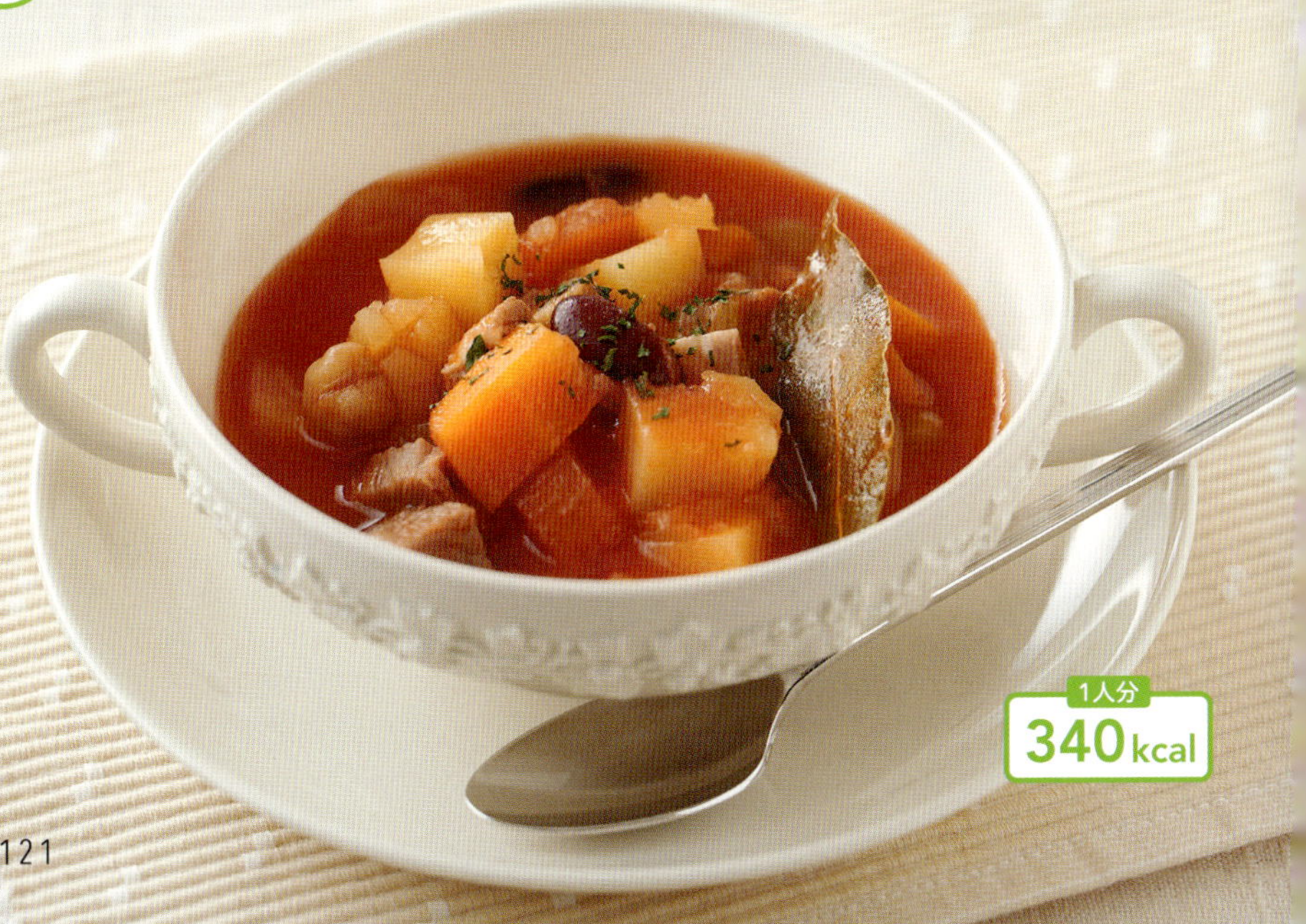

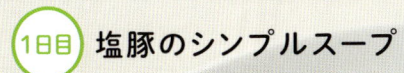

1人分 340kcal

Q 「いのちの野菜スープ」は
煮込まれた野菜だけが余ってしまいがちです。
おいしく活用できるリメイクレシピを教えてください。

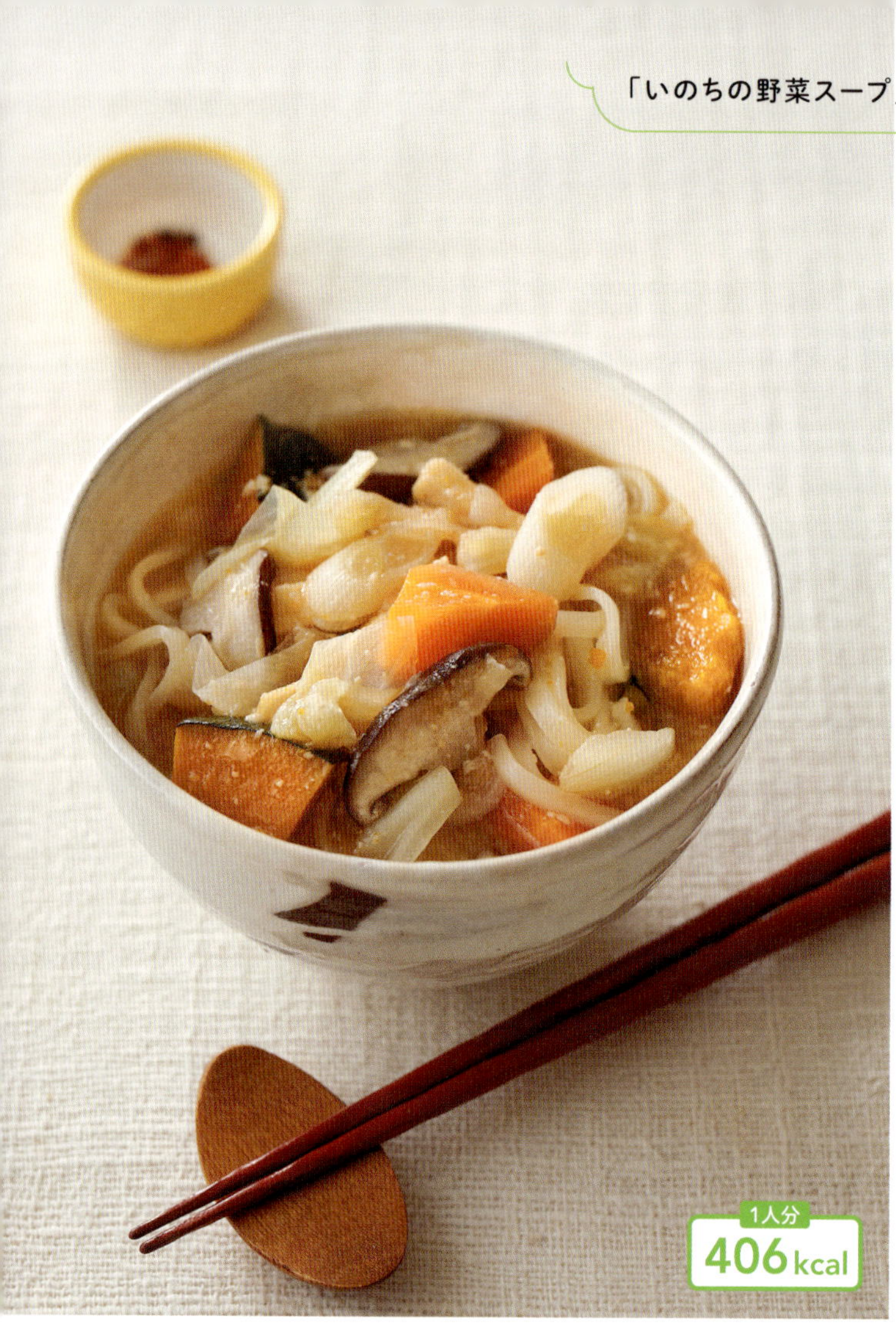

1人分
406kcal

かぼちゃなどスープ野菜を生かした

ほうとう風うどん

食欲のないときでも食べやすい、ほうとう風のうどんです。
かぼちゃの甘みとだしの香りが調和し、体が温まります。
塩分のとりすぎを防ぐよう、スープは少なめにして煮込んでいます。
しいたけと長ねぎをプラスして香りよく仕上げましょう。
麺は塩分ゼロの冷凍うどんを。
最近はコンビニでも見かけますが、電子レンジで手軽に調理できるうえ、
血圧高めのかたに特におすすめです。
（つくり方はp.124参照）

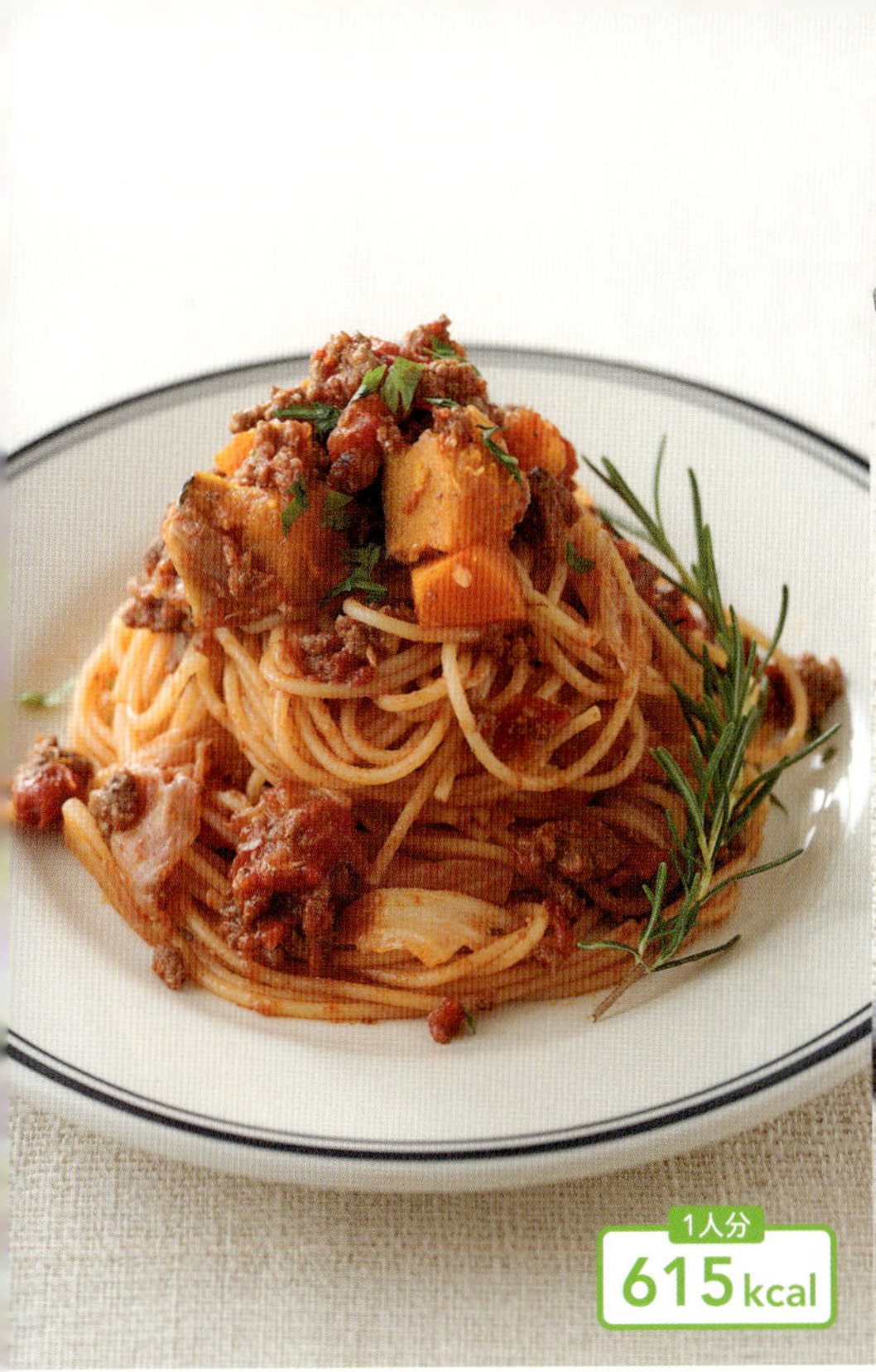

煮込み野菜を使うから
時短なのに本格派

スパゲッティ・ミートソース

スープを抽出するために煮込まれた野菜はカレーはもちろん、髙橋家では、パスタのソースのベースにもよく使われます。

トマト缶を入れたり、赤ワインで煮詰めたり、クリーム系ソースにしたり、とさまざまに楽しみますが、味わい深くするために必ずハーブやスパイスを取り入れます。

このミートソースのポイントはローズマリー。抗菌・抗酸化・血行促進などの効果があり、新型コロナなどのウイルス感染症を遠ざけ、記憶力を高める効能も期待できます。

パスタは塩を入れずにゆでて減塩に。

ソースの中で加熱して味を含ませます。

（つくり方はp.124参照）

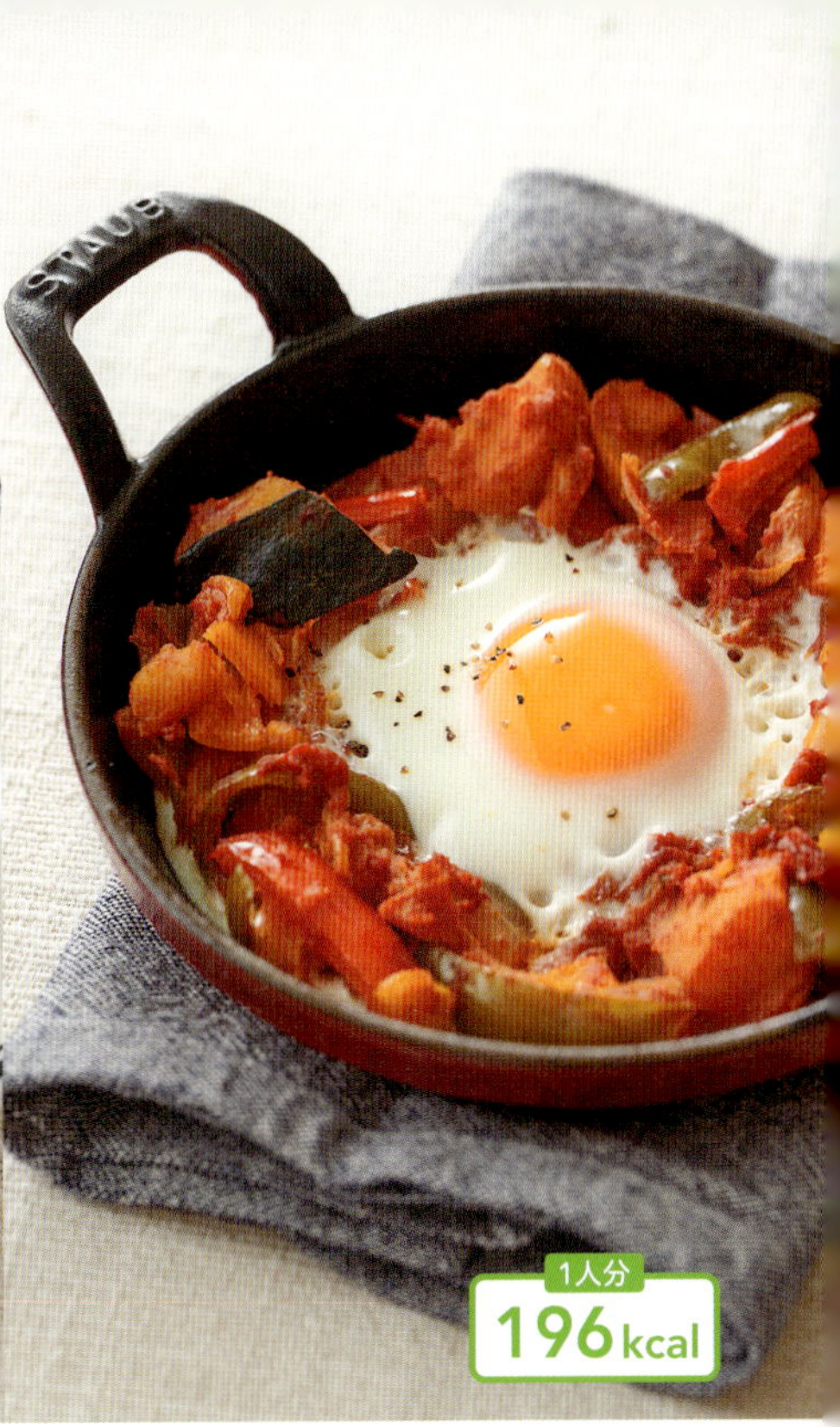

休日の朝ごはんにどうぞ。
カラフル野菜の

フラメンカ・エッグ

スープの野菜を活用するレシピでは、卵とじも手軽で定番です。

ここでは洋の卵料理の一皿「フラメンカ・エッグ」を。

ピーマンとクリプトキサンチンを含むオレンジパプリカを入れ、トマト缶も加えます。

フラメンコの衣裳のような鮮やかな印象から付いた料理名ですが、調理時間も短くファイトケミカルも豊富で、元気が出ます。

（つくり方はp.124参照）

ほうとう風うどん

材料(2人分)

油揚げ ―― 1/2枚
長ねぎ ―― 1/3本
しいたけ ―― 3枚
冷凍うどん(稲庭風/塩分ゼロ) ―― 2玉
だし汁 ―― 400mℓ
基本のスープの野菜 ― 200g
味噌 ―― 大さじ1.5
七味唐辛子 ―― 適宜

1. 油揚げは半分に切って、5㎜幅に切る。長ねぎは斜め切り、しいたけは石づきを取って薄切りにする。冷凍うどんは、表示の半分の時間だけ電子レンジで加熱して半解凍にする。
2. 鍋にだし汁、1の具材を入れて火にかけ、沸騰したらふたをして5分加熱し、基本スープの野菜、うどんを加える。
3. 味噌で味をととのえ、うどんをほぐしながら温めて、器に盛る。好みで七味唐辛子をを添える。

＊冷凍うどんは半解凍してから入れると、少ない汁気でもほぐれやすく温めやすくなる。

フラメンカ・エッグ

材料(2人分)

玉ねぎ ―― 1/4個
パプリカ ―― 1/4個
ピーマン ―― 1個
トマト缶(ホール) ―― 200g
基本のスープの野菜 ― 200g
卵 ―― 2個
オリーブ油 ―― 大さじ1
塩、こしょう ―― 各少々

1. 玉ねぎは薄切り、パプリカ、ピーマンは5㎜幅に切る。
2. フライパンにオリーブ油を熱し、玉ねぎを炒める。玉ねぎがしんなりして少し色づいたらパプリカ、ピーマン、基本のスープの野菜、トマトを入れて炒め、ふたをして8分弱火で煮る。
3. 塩、こしょうで味をととのえ、2か所にくぼみをつくり、卵を割り入れる。お好みの加減になるまで弱めの中火で加熱する。

＊トマト缶の酸味が強い場合は、トマトペースト大さじ1/2～1を加えるとまろやかになる。
＊写真は1人用の鉄鍋（スキレット）に炒めた野菜を入れて、卵を割り入れた。

スパゲッティ・ミートソース

材料(2人分)

合いびき肉 ―― 180g
オリーブ油 ―― 大さじ1/2
A
- にんにく(みじん切り) ―― 1かけ分
- ローズマリー(ドライ/すり潰す) ―― 小さじ1/3
- 塩 ―― 小さじ1/2
- 黒こしょう ―― 少々

基本のスープの野菜 ― 180g
トマト缶(カット) ―― 200g
スパゲッティ ―― 180g
パルメザンチーズ ―― 適量
パセリ(みじん切り) ― 適量

1. フライパンにオリーブ油を熱して合いびき肉を入れ、へらで押し付けて平らにして塊のまま焼く。
2. 焼き色がついたらひっくり返し、Aを加え、両面をこんがりと焼きつける。
3. 基本のスープの野菜、トマトを加えて、肉をざっとほぐしながら混ぜ、ふたをして15分煮る。
4. 別の鍋に湯を沸かし、パスタをゆで、袋の表示の2分前に引き上げる（ゆで汁は100mℓほどとっておく）。
5. 3にパスタとゆで汁を入れ、好みのかたさになるまで加熱し、パルメザンチーズをふり、味をみて足りないようであれば塩、こしょう（材料外・少々）でととのえる。器に盛り、パセリをふる。

＊写真ではローズマリー（フレッシュ）をあしらいに添えた。

初公開
髙橋家のファイトケミカル・メニュー

（取材協力）髙橋千里

一日のベーシックなメニュー組み立て

「いのちの野菜スープ」は毎食必ずとります。朝はご飯ですが、カテキンが豊富な緑茶でお茶漬けにして、それをゆっくりいただきます。昼食は診療の休憩時間にすばやくとれるもの。夕食メニューは主菜と多種多様な野菜の副菜とスープ。夜は遅い時間帯になるため、ご飯はとりません。

朝食

- いのちの野菜スープ：前夜の残り　● お茶漬け（カテキン）
- 焼き魚 or 焼き肉 or ハム or 卵焼き（たんぱく質）
- 納豆 or 豆腐（プロテイン）　● ぬか漬け（野菜のファイトケミカル）
- 佃煮（フコイダン）　● 梅干し

昼食

- サンドイッチ or お弁当
- 粉末ファイトケミカルスープ
- ラーメンなどを作るときにはいのちの野菜スープを使う

夕食

- いのちの野菜スープ（基本スープ or 置き換えスープ、内容は日替わり）
- メインディッシュ　● 野菜のつけ合わせ3品
- 基本的に夜はご飯を食べない

夕食メニュー1か月

注：基本スープ（P.24参照）、置き換えスープ（基本スープの野菜の一部を置き換えたもの）

day 1	玉ねぎの代わりに大根の置き換えスープ 刺身・春菊のごま和え・筍のきんぴら・きゅうりの酢の物
day 2	セロリとカレー粉入り基本スープ 焼き肉・もやし炒め・レタスサラダ・トマトのバルサミコ酢和え
day 3	玉ねぎの代わりに白菜の置き換えスープ＋にんにく （にんにくは1、2かけをつぶして加えるだけ） チキンソテー・マッシュポテト・クレソン・にんじん炒め

day 4	かぼちゃの代わりにさつまいもの置き換えスープ＋りんごの皮 ポークソテー・りんごソテー・コールスローサラダ・ゆでオクラ
day 5	根菜のカレースープ 白菜の浅漬け・らっきょう漬け・ゆでブロッコリー
day 6	ベーコンと牛乳入り基本スープ(クリームスープ) ゆでとうもろこし・ほうれん草のごま和え・焼きズッキーニ
day 7	基本スープ 枝豆・ひじきの煮付け・にんじんのたらこ炒め・小松菜のおひたし・卵そぼろ・焼き魚
day 8	かぼちゃの代わりにりんごの置き換えスープ 豚肉の生姜焼き・ルッコラのおひたし・揚げさつまいも・トマトサラダ
day 9	かぼちゃの代わりにじゃがいもの置き換えスープ チキンソテー・レタス・ゆでブロッコリー・もやし炒め
day 10	基本スープ うなぎ弁当　海苔・あさつきのせ スープ野菜の夏みかんマーマレード和え(リメイク)・しば漬け・らっきょう漬け
day 11	基本スープ スープ野菜とサーモンのマリネ(リメイク)・生ハム・きゅうりとみょうがのピクルス・チーズ
day 12	ズッキーニのポタージュスープ・ファイトケミカル鶏の煮込み(基本スープ+鶏肉) トマトとゆで豆とベビーハーブのサラダ
day 13	基本スープ きゅうりたっぷり冷やし中華サラダ・鶏の唐揚げ・フライドポテト
day 14	トマトとディル入り基本スープ ます寿司・あじのマリネ・キャベツともやし炒め・ゆでスナップエンドウ
day 15	基本スープ 鶏の塩麹ソテー・焼きなす・焼きピーマン・貝割れ大根とハムのサラダ
day 16	ブロッコリーの葉入り基本スープ ヒレカツ・千切りキャベツ・黒豆の甘露煮・ラズベリーとブルーベリーサのサラダ
day 17	クレソンの茎入り基本スープ 筑前煮・生ハム・ゆでブロッコリー・ルッツコラとクレソンのサラダ・チーズ

day 18	サーモン入り基本スープ サーモンのムニエル・きゅうりのピクルス・ベビーレタス・黒豆の甘露煮
day 19	根菜ファイトケミカルカレー* らっきょう漬け・福神漬け・きゅうりのピクルス *アニス・クローブ・こしょう・シナモン・ターメリックのスパイスを使用
day 20	基本スープ 野菜てんぷら(ズッキーニ、なす、にんじん、みょうが、かぼちゃ、グリーンアスパラガス)・そうめん
day 21	基本スープ 刺身・ルッコラのサラダ・きゅうりとにんじんのぬか漬け・黒豆・筍のきんぴら・メロン
day 22	基本スープ ビーフソテー・スモークサーモン・ルッコラのサラダ・クリームチーズ・トマトサラダ・きゅうり
day 23	ファイトケミカル・ビーフシチュー（基本スープ＋牛肉+にんじん+玉ねぎ+じゃがいも+ハーブ＆スパイス*) *月桂樹・アニスシード・シナモン、コリアンダー・クローブ・クミンシード・黒こしょう・フェンネル・ナツメグ
day 24	ミネストローネスープ(にんじん・セロリ・じゃがいも・トマト＋ソーセージ) きゅうり・大根おろし・トマトケチャップ添え
day 25	基本スープ じゃがいもとズッキーニの素揚げ・なすの煮びたし(ねぎ・みょうが・しょうが入り) リーフレタスサラダ・桃・キウイフルーツ
day 26	基本スープ＋味噌玉 にぎり寿司・ほうれん草のごま和え・サラダ（生ハム、チーズ、クレソンと貝割れ大根)・きゅうりのピクルス
day 27	基本スープ 牛肉の野菜巻き(にんじん、長ねぎ、ピーマン)・なすとピーマンの煮びたし・にんじん炒め・ゆでさつまいも・メロン
day 28	かぼちゃの代わりにじゃがいもの置き換えスープ＋甘栗 フライドチキン・ポテト・ゆでブロッコリー・きゅうりのサワークリーム和え
day 29	基本スープ コロッケ・千切りキャベツ・焼きピーマン・トマト・スモークサーモンマリネ
day 30	ファイトケミカル・アクアパッツア(基本スープ+金目鯛) 貝柱マリネ・かにときゅうりの酢の物・ルッコラのサラダ
day 31	ファイトケミカル・肉じゃが(基本スープ+じゃがいも+牛肉) トマトときゅうりのサラダ・ピーマンの煮びたし・グリーンアスパラガスのソテー・いんげん豆とオクラと豆腐のサラダ

Profile

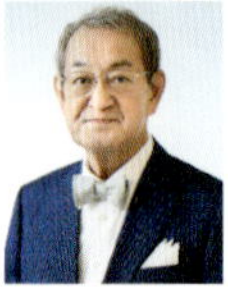

著者 —— 髙橋 弘

医学博士・麻布医院院長・ハーバード大学医学部内科元准教授。1951年埼玉県生まれ。77年東京慈恵会医科大学を卒業、同大大学院(内科学専攻博士課程)へ進むと共に同附属病院で臨床研修。85年ハーバード大学医学部に留学。88年慈恵医大附属柏病院内科医長に就任。ハーバード大学附属マサチューセッツ総合病院にて、フェロー、講師、助教授を経て、ハーバード大学医学部内科准教授となる。セレンクリニック診療部長、東京ミッドタウンクリニック国際特別診療部エグゼクティブメディカルドクターを経て、2008年医療法人社団ヴェリタス・メディカル・パートナーズ理事長に就任。09年5月に麻布医院院長となる。大学病院やハーバード大学で行ってきた肝炎治療、遺伝子治療、がんの免疫治療などの研究・臨床経験を生かした高度な先端医療を提供。自ら考案した「いのちの野菜スープ(ファイトケミカルスープ)」もその研究の成果である。日本内科学会認定内科医、日本消化器病学会専門医、日本肝臓学会肝臓専門医、米国癌学会正会員、日本抗加齢医学会員。

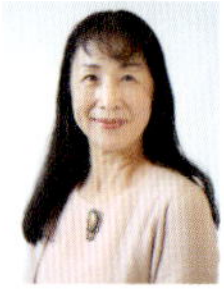

取材協力 — 髙橋千里

麻布医院常務理事。髙橋弘先生の奥さま。「いのちの野菜スープ」を毎日食事でとる生活を20年以上続け、効果を実感。野菜を置き換えたスープや薬味プラスのアイディアなど、ファイトケミカルの野菜の生かし方を実践している。

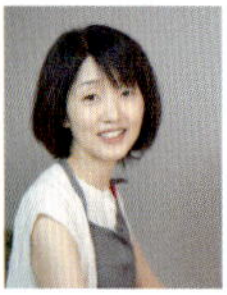

調理 —— 成澤文子

管理栄養士、料理家。2011年「日本一家庭料理がうまい女性決定戦」(日本テレビ系)にて「初代レシピの女王」となる。現在はテレビやイベント、講演会出演、企業・WEB・雑誌などへのレシピ提案、またシニア向けの栄養相談、食事指導など、活動は多岐にわたる。日本抗加齢医学会指導士、公益社団法人日本栄養士会会員、公益社団法人神奈川県栄養士会会員、神奈川県・横浜市認定　はまふぅどコンシェルジュ。

Staff

撮影 ——— 櫻井めぐみ
人物：西山航
(世界文化ホールディングス)
装丁・本文デザイン — 関根千晴
(STUDIO DUNK)
イラストレーション —— 岩間佐和子
DTP協力 — 株式会社明昌堂
校正 ——— 株式会社円水社
編集 ——— 川崎阿久里(世界文化社)

● 参考資料

『がんの名医が考案! がんに打ち勝つ「命の野菜スープ」』アスコム

『アレンジレシピで毎日続ける! ハーバード大学式「命の野菜スープ」』宝島社

『眠れなくなるほど面白い 図解免疫力の話』日本文芸社

『百寿人生のレシピ』京丹後市健康長寿福祉部健康推進課

『ハーバード大学式　免疫力アップ! いのちの野菜スープ』世界文化社

『慈恵大学病院の食べる「免疫力」』世界文化社

ハーバード大学式
免疫力を養う　いのちの野菜スープ　実践レシピ

発行日　2025年３月10日　初版第１刷発行

著者　髙橋 弘
成澤文子
発行者　岸 達朗
発　行　株式会社世界文化社
〒102-8187
東京都千代田区九段北４-２-29
電　話　編集部 03(3262)5118
販売部 03(3262)5115
印刷・製本　株式会社リーブルテック

本の内容に関するお問い合わせは、
以下の問い合わせフォームにお寄せください。
https://x.gd/ydsUz

ISBN 978-4-418-25301-2